中医脐疗
及穴位敷贴疗法

ZHONGYI QILIAO

JI XUEWEI FUTIE LIAOFA

主编 张迎春 张 花

U0232748

长江出版传媒 湖北科学技术出版社

图书在版编目(CIP)数据

中医脐疗及穴位敷贴疗法 / 张迎春，张花主编. —武汉：
湖北科学技术出版社，2020.11
ISBN 978-7-5352-8528-7

Ⅰ.①中… Ⅱ.①张… ②张… Ⅲ.①脐－中药外敷疗法
②穴位－中药外敷疗法 Ⅳ.①R244.9

中国版本图书馆 CIP 数据核字(2020)第 078778 号

责任编辑：冯友仁　程玉珊　　　　　　　　　　　　封面设计：曾雅明

出版发行：湖北科学技术出版社　　　　　　　　　电话：027－87679447
地　　址：武汉市雄楚大街 268 号　　　　　　　　邮编：430070
　　　　　（湖北出版文化城 B 座 13—14 层）
网　　址：http://www.HBstp.com.cn

印　　刷：武汉市首壹印务有限公司　　　　　　　　邮编：430205

700×1000　　　　　1/16　　　　　10.5 印张　　　　　200 千字
2020 年 11 月第 1 版　　　　　　　　　　2020 年 11 月第 1 次印刷
　　　　　　　　　　　　　　　　　　　　　　　　定价：38.00 元

《中医脐疗及穴位敷贴疗法》

编　委　会

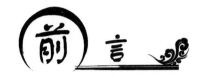

前　言

　　脐疗有着悠久的历史，早在商殷时期已开始应用了。脐疗的临床功用及适应证非常广泛，根据古今文献和我们临床应用的体会，脐疗对消化、呼吸、泌尿生殖、神经、心血管等系统疾病均有作用，并能增强机体的免疫力。近年来，越来越多的人开始意识到脐疗的优越性，被广泛应用于内、外、妇、儿、五官、皮肤等科100多种疾病的防治，内容丰富多彩。

　　中药穴位敷贴疗法属于中药外治法的一个重要组成部分。穴位敷贴作为一种特殊的针灸疗法，具有独特的作用方式，通过药物对经络腧穴的作用来达到治疗疾病的目的，是中医外治法结合经络腧穴的独到应用之处。既继承了中医传统医学的特色，又在实际运用中得到发展和不断创新的一种有效防治疾病的方法。穴位敷贴法适应范围也相当广泛，不但可以治疗体表的病证，而且可以治疗内脏的病证；既可治疗某些慢性病，又可治疗一些急性病。

　　脐疗及穴位敷贴疗法有很多优点：操作方法简单、适应证广、给药途径特殊、药源广泛、取材方便等，同时避免了口服及注射给药的缺点，亦可弥补药物内治的不足，是一种较安全、简便易行的方法。

　　本书主要从概念、病因病机、诊断要点、中医脐疗及穴位敷贴疗法四个方面分别详细介绍了妇科、儿科、内科、五官科、外科及皮肤科的一些常见疾病的脐疗及穴位敷贴疗法。其中概念、病因病机、诊断要点前三个方面知识相对简明易懂，主要是为了让读者对相关疾病有一个基本的认识。本书实际着重突出的是第四个方面中医脐疗及穴位敷贴疗法。每一个穴位敷贴疗法均有据可循，详细列出了穴位、组成、制法、用法、出处。部分敷贴疗法还配有常见中药的图片及穴位图片，图文并茂，更直观，更有吸引力，使读者印象更深刻。

　　本书凝结了湖北省妇幼保健院中医科医生的集体智慧，大家分工合作，共同努力，最终完成书稿。在此感谢湖北科学技术出版社的支持、协助与指导。

　　本书的编写是一个医学知识总结、学习及提高的过程，其中难免存在不足、疏漏或不妥之处，敬请指正。

本书编委会
2020 年 3 月

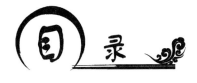

第一章
概　述

一、简介

外治法是中医学宝库中的宝贵遗产，其历史悠久，内容丰富多彩，方法众多，备受历代医家的重视。如清代外治大师吴师机曾盛赞外治法曰："神奇变幻，上可以发泄造化五行之奥蕴，下亦扶危救急层见叠出而不穷。且治在外则无禁制，无窒碍，无牵掣，无黏滞。世有博通之医，当于此见其才。"

（一）脐疗

脐中疗法属中医外治法之一种，简称脐疗或脐疗法。脐疗是指将药物做成适当剂型（如糊、散、丸、膏等）敷于脐部，或在脐部给以某些物理刺激（如艾灸、针刺、热熨、拔罐等）以治疗疾病的方法。换言之，脐疗是以脐（即神阙穴）处为用药或刺激部位，以激发经气，疏通经络，促进气血运行，调节人体阴阳与脏腑功能，从而防治疾病的一种方法。

（二）穴位敷贴疗法

穴位敷贴疗法是指在一定穴位上敷贴药物，通过药物和穴位的共同作用以治疗疾病的一种方法。由于某些带有刺激性的药物敷贴于穴位后，可以引起局部发疱，又称为天灸、自灸、发疱灸。若将药物敷贴于神阙穴，又称为敷脐疗法。

二、沿革

（一）脐疗

脐疗法有着悠久的历史，它是在古代药熨、敷贴的基础上发展起来的。在原始社会里，人们用树叶、草茎、兽皮、泥灰、唾液等涂敷伤口，治疗与猛兽搏斗的外伤；用砭石刺血治病；用树枝、干草燃烧取暖御寒，这便是外治法的起源。

根据民间传说及后世医籍的记载推测，脐疗法早在商殷时期便已开始应用了。商殷时期，巫医盛行，有巫医太乙真人和巫医彭祖，分别创有太乙真人熏脐疗法和彭祖蒸脐法，以防治疾病，养生延年。彭祖因此竟寿至八百。此说的真实性虽值得考虑，但熏脐、蒸脐之法，能防治疾病，益寿延年却是可信的。

1973年在湖南马王堆三号汉墓出土的帛书《五十二病方》，一般认为成书于春秋战国时期，书中共有283方，其中外治法竟达一半以上，在外治用药中，有熏、裕、洒、沃、涅、涂、膏、封、安、印等用法，其中又以敷法的方剂最多，约占全书的1/4。值得一提的是，在以上诸法中，就包括有肚脐填药、敷药、涂药及角灸脐法。

从战国至秦汉，脐疗法已开始从初步运用逐渐转向了理论上的初步探索。成书于战国时的经典著作《黄帝内经》，对脐的论述颇多，其中有脐与十二经脉之间的联系，脐与五脏六腑之间的相关关系，以及脐的生理、病理、诊断、治疗和预后等，为脐疗法初步奠定了理论基础。《黄帝内经》之后的《难经》，对脐周部位与五脏六腑的对应关系进行了论述，为脐疗法奠定了基础。并明确指出，脐下肾间动气，为"五脏六腑之本，十二经脉之根，呼吸之门，三焦之源"。"主通行三气，经历于五脏六腑"，这是对脐疗理论的重大贡献。

晋代，皇甫谧在其所著的我国第一部针灸专著——《针灸甲乙经》中，明确指出脐中禁刺，并运用灸脐法治疗不孕症、水肿、腹水、脐疝、腹痛、肠鸣、气上冲心等病症，至今仍有临床指导意义。晋代医家葛洪在《肘后备急方》中，已经开始运用常见的药物（如食盐、人尿等）填入脐部以治疗疾病，如用"令人骑其腹，溺脐中"的方法治疗"卒腹痛"；"（霍乱）苦烦闷凑满者……以盐内脐中灸二七壮"。这实际上开创了在脐部外用药物（敷贴脐部法）和隔药物灸脐法的先河。

至隋唐时期，孙思邈《千金要方》《千金翼方》，王焘《外台秘要》等书籍，广泛地记载了脐疗。如《千金要方》治疗"少年房多短气……又盐灸脐孔中二七壮"；"气淋，脐中著盐，灸之三壮"等，皆有实效。并继葛洪之后，继续用脐疗救治危急病症，如："治子死腹中不出方，以牛屎涂母腹上，立出。""落水死，解死人衣，灸脐中，凡落水经一宿犹可活。"此外，孙思邈还擅长应用脐部以诊断疾病和判断预后等，足资我们临床借鉴。在隋唐时期，还发明了许多脐疗膏药，如今沿用的"紫金膏""太乙膏""阿魏化痞膏"等均源于此时。

宋金元时期，应用脐疗者更是不乏其人。在《太平圣惠方》《圣济总录》《本事方》《扁鹊心书》《南阳活人书》等医籍中，对脐疗的记载颇多，其填脐药物应用之广，方剂之多，以及应用脐疗的医家之众，是前所未有的。如《本事方》治癃闭发作欲死，用葱白熨脐即通。《南阳活人书》用葱白烘热敷脐上治"阴毒腹痛；厥逆唇青挛缩，六脉欲绝者"。《太平圣惠方》治"卒中不知人，四肢厥逆，附子研末置脐上，再灸之，可活人"。《针灸资生经》则认为"若灸溏泄，脐中第一，三阴交等穴，乃其次也"。这说明宋金元时期，脐疗已得到了较普遍的应用。

明代，脐疗的应用更加活跃。如宫廷贤《万病回春》中载有"彭祖小接命熏脐秘方"和"益寿比天膏"，盛誉熏脐法"灸之百脉和畅，毛窍皆通，上至泥丸，下至涌泉"，能却病延年。李时珍在《本草纲目》中载有大量的脐疗方剂，用于许多疾病。如治："小儿盘肠，内钓腹痛，用葱汤洗儿腹上，良久，尿出痛止""水气肿满，大蒜、田螺、车前子等分，熬膏摊贴脐中，水从便溲而下，数日即愈。象山民人患水肿，一卜者传此，用之有效""下元虚冷，日令童男女，以时隔衣进气脐中，甚良。凡人身体骨节痹痛，令人更互呵熨，久久经络通透"。张介宾《类经图翼》，对脐的生理及重要性做了理论上的阐述，并载有一些脐疗经验方，如隔盐、川椒灸脐治不孕症等。此外，李中梓《医宗必读》、彭用光《简易普济良方》、杨继洲《针灸大成》等书均有关于脐疗的论述或记载。这表明明代对脐疗的应用更加普遍，方剂日益增多，内容不断丰富。

清朝，脐疗已得到了空前普遍的应用。在由清朝政府组织编写的大型医学丛书《医宗金鉴》中，明确指出神阙穴能"主治百病"，并用葱白捣烂加麝香少许敷脐，加以冷热刺激，治疗小便癃闭、点滴难出之证。足见脐疗在当时已被宫廷所接受。赵学敏的《串雅内编》和《串雅外编》，广泛搜集了民间走方医的治疗经验，其中便有不少脐疗经验，具有方简、效验的特点，至今仍被临床所沿用。刊行于1805年的《急救广生集》（程鹏程纂辑，又名《得生堂外治秘方》），是我国第一部外治专书，该书内容相当丰富，大致总汇了清代嘉庆前千余年的外治经验和方法，其中脐疗的方剂颇多，如何首乌贴脐治自汗，五倍子贴脐治盗汗等，皆具简、便、廉、验之特点。此外，吴师机的《理瀹骈文》、陆晋笙的《浮溪外治方选》、邹存金的《外治寿世方》等，都是专门论述外治法的专著。尤其值得一提的是，清代外治宗师吴师机的专著《理瀹骈文》的出现，使脐疗发展到了更臻于完善的境界。在脐疗理论方面，吴师机对脐疗的作用机制、药物选择、用法用量、注意事项及辨证施治等方面，都从理论上作了系统的阐述，使脐疗形成了独特的理论体系。认为"中焦之病，以药切粗末炒香，布包敷脐上为第一捷法"。此法可"转运阴阳之气"，因而"此法无论何病，无论何方，皆可照用"。在临床治疗方面，记载有贴脐、填脐、纳脐、涂脐、敷脐、掺脐、蒸脐、熏脐、灸脐等疗法的验方达数百首之多，并用以通治一切内、外、妇、儿、五官、皮肤科等疾患。吴师机对脐疗的精辟见解和宝贵经验，是对脐疗的重大贡献，至今仍有不可磨灭的指导意义，欲学习和研究脐疗者，《理瀹骈文》可谓第一必读之书。近世，张锡纯用葱白和醋热熨脐部治疗阳结的方法，至今仍被许多临床医生或在民间仿效使用。

中华人民共和国成立以后，随着中医事业的发展，脐疗在理论探讨和临床应用等方面都有了不少发展和创新。但在 20 世纪 70 年代以前，却较少有人问津，至 20 世纪 70 年代后期和 20 世纪 80 年代初，人们才又逐渐重新发现和注意到了这一宝贵遗产，尤其是近年来，越来越多的人开始意识到了脐疗的优越性，广泛应用于内、外、妇、儿、五官、皮肤等科 100 多种疾病的防治，内容丰富多彩。

（二）穴位敷贴

药物敷贴，亦名冷灸、天灸，属中医外治之法，即将中草药加工成药泥、丸、散、膏药等不同制剂，敷贴在选定的穴位上，靠药物的刺激作用来治疗疾病的一种方法。药物敷贴起源很早，帛书《五十二病方》中就已有芥子捣敷头顶部使局部红赤发疱以治妊蛟的方法。《灵枢·经筋》篇中也有关于马膏、白酒和桂外敷治"口僻"的记载。以后医家代有发展。李时珍《本草纲目》曾提到，"磁石末调面敷于胸上可治大肠脱肛"；吴茱萸贴足心治"咽喉口舌生疮"等。民间亦有暖脐膏贴脐温中止泄泻，用毛茛叶捣饼敷贴外关治黄疸，用"吴茱萸粉调敷两足心治失眠"等。清代中草药外治专家吴师机大力推崇和发展了这一外治法，所著《理瀹骈文》可以说是集中草药外治之大成的专书。他在该书中写道："外治之法理，即内治之理；外治之药，亦即内治之药，所异者法耳。"

三、理论基础

（一）脐疗

几千年的历史与临床实践证明，脐疗可以治疗全身几百种疾病，并有预防和养生保健的作用，这一事实，就足以告诉我们脐疗应该并且也必须有其充实的理论基础。

1. 经络学说

脐疗大体上可归属于中医学"灸法"的范畴，同针灸疗法一样，它是根据中医学经络学说的理论而形成的。

经络学说认为，经络是特有的人体结构和组成部分之一，是人体运行气血的通道，是沟通内外、上下的一个独特系统，它内属于脏腑，外络于肢节，无处不到，遍布全身，将人体脏腑组织器官联系成为一个有机的整体。经络系统包括十二经脉、奇经八脉、十二经别、十五络脉，以及其外围所联系的十二经筋和十二皮部。其中十二经脉是其主体，奇经八脉具有沟通、联络和统率十二经脉的作用，可以主导调节全身经络、脏腑气血的盛衰。脐，即是奇经八脉之一"任脉"上的一个重要穴位，又名脐中、气舍、维会、命蒂、前命门等。脐既与十二经脉相连，也与十二脏腑和全身相通。其通路如下：

（1）脐通过奇经八脉与十二经脉相通。

奇经八脉指督、任、冲、带、阴跷、阳跷、阴维、阳维八条经脉，其中，有4条经脉直接到脐。一是任脉；二是督脉，《素问·骨空论》："其少腹直上者，贯脐中央，上贯心，入喉；……"三是带脉，《灵枢·经别》："当十四椎，出属带脉。"《经络学》："带脉横绕腰腹周围，前平脐，后平十四椎。"四是冲脉，《素问·骨空论》："冲脉者，起于气街，并少阴之经，挟脐上行，至胸中而散。"

任脉为"阴脉之海"，能"总任诸阴"，对全身阴经脉气有总揽、总任的作用，其脉气与手足各阴经相交会。足三阴与任脉交会于关元、中极；阴维与任脉交会于天突、廉泉；冲脉与任脉交会于阴交；足三阴经脉上交于手三阴经脉；故任脉联系了所有阴经。也就是说，脐通过任脉与全身的阴经相联通。

此外，据《奇经八脉考》，任脉会足少阳于阴交，会手太阳、少阳、足阳明于中脘，会手足阳明、督脉于承浆。即脐又可通过任脉与小肠经、三焦经、大肠经、胆经、胃经、督脉等相联通。

督脉为"阳脉之海"，能"总督诸阳"，它的脉气多与手足三阳经相交会（大椎是其集中点）；又，带脉出第二腰椎，督脉与阳维脉交会于风府、哑门。故脐可通过督脉与诸阳经相连续。

带脉横行腰腹之间，能"约束诸经"，足部的阴阳经脉都受带脉的约束。又由于带脉出自督脉，行于腰腹，腰腹部是冲、任、督三脉脉气所发之处。故脐可通过带脉与足三阴经、足三阳经及冲、督相联系。

冲脉上至头，下至足，贯串全身，为"十二经脉之海"、"五脏六腑之海"，能调节十二经气血，其脉气在头部灌注诸阳，在下肢渗入三阴，并与肾、胃经相并上行。故脐可通过冲脉与十二经脉相通。

总之，任、督、冲"一源而三歧"，任、督、冲、带四脉脉气相通，共同纵横贯串于十二经脉之间，具有调节正经气血的作用，故神阙穴可通过奇经八脉通周身之经气。

（2）脐与五脏及其经脉相通。

脐与心相通。《灵枢·经筋》："手少阴之筋……下系于脐。"《素问·骨空论》：督脉"其少腹直上者，贯脐中央，上贯心。"《会元针灸学》："神阙（脐）者，神之舍也，心藏神，脐为神之舍。"《经穴名·考察》："神阙：神是心灵、生命力，阙是君主居城之门（树中按：心者，君主之官），为生命力居住的地方。"可见脐与心脏、心经相通。

脐与肝相通。《灵枢·营气》："上行至肝……其支别者，上额，循巅，下项中，循脊入骶是督脉也，络阴器上过毛中，入脐中。"又据解剖学，脐下腹膜有丰富的静脉网，联结于门静脉（肝脏）。在胎儿时期，脐静脉直达肝脏。可见脐与肝通。

脐与脾相通。《灵枢·经筋》："足太阴之筋……聚于阴器，上腹结于脐。"冲脉挟脐上行，脾经之公孙穴通于冲脉。又，脾为后天之本，而脐为后天之气舍。

脐与肺相通：《灵枢·营气》："故气从太阴出……入脐中，上循腹里，入缺盆，下注肺中，复出太阴。"又，肺脉属肺，下络大肠，而《灵枢·肠胃》曰："迴肠当脐。"另据经脉循行，足少阴肾经挟脐上行，入肺中。此外，脐属任脉，而肺经之络穴列缺通于任脉。故脐与肺脏、肺经相通。

脐与肾相通。《灵枢·经别》："足少阴之正……上至肾，当十四椎，出属带脉。"而带脉前平脐部，故肾与肾经可通过带脉通脐。又，肾脉挟脐上行。肾为先天之本，脐也为先天之本。《道藏》曰："神阙为心肾交通之门户。"

（3）脐与六腑及其经脉相通。

表里脏腑经脉之间的络属关系，决定了脐既然与五脏相通，也就与六腑相通。

脐与胃相通。《灵枢·经脉》："胃足阳明之脉……下挟脐。"《难经·二十七难》："冲脉者，起于气冲，并足阳明之经，夹脐上行，至胸中而散也。"脐属任脉，《奇经八脉考》曰："任脉会足阳明于中脘。"

脐与胆相通。脐属任脉，任脉会足少阳于阴交；督脉贯脐中央，督脉会足少阳于大椎；带脉过脐，会足少阳于带脉、五枢、维道，且足少阳胆经的足临泣穴通过带脉。故脐可通过任、督、带脉与胆腑及胆脉相通。

脐与大肠相通。脐之深部直接与大肠连接。《灵枢·肠胃》："迴肠当脐。"《幼科大全·论脉》："脐之窍属大肠。"

脐与小肠相通。《灵枢·肠胃》："小肠后附脊，左环迴周叠积，其注于迴肠者，外附于脐上。"脐属任脉，《奇经八脉考》曰：任脉"会手太阳于中脘"。督脉"贯脐中央"，会手太阳于大椎，且手太阳小肠经的后溪穴通于督脉。故脐与小肠腑、小肠经相通。

脐与三焦相通。《难经·六十六难》："脐下肾间动气者，人之生命也，十二经之根本，故名曰原。三焦者，元气之别使也，主通行三气，经历于五脏六腑。原者，三焦之尊号也，故所止辄为原。"《难经·三十一难》："中焦者……其治在脐旁；下焦者……其治在脐下一寸，故名曰三焦经。"脐属任脉，《奇经八脉考》曰：任脉"会手少阳于中脘"。故脐与三焦腑、三焦经相通。

脐与膀胱相通。《灵枢·经别》：足少阴经别，"别走太阳而合……出属带脉"。带脉过脐，故足太阳膀胱经可通过带脉与脐相通。

（4）经络感传证明脐直接与全身经脉相通。

有人在经络敏感人上针刺其神阙穴时发现，针刺神阙穴能引出不少感传路线，其大体可分为三类：一是纵行的主干，呈双向贯注循行任脉通督脉；二是横行双向贯注的环形路线，为沟通神阙穴与命门穴的一条捷径；三是由神阙穴向胸腹壁斜行双向贯注的放射路线。这些感传路线分布严正，排列规则，分布联系范围广泛。这说明脐与全身经脉相通。

综上所述，脐乃经络的总枢，经气的汇海。

2. 现代医学理论

解剖学表明，脐在胎儿时期，表面包有羊膜，内有一对脐动脉、一条脐静脉及结缔组织。胎儿出生切断脐带包扎后，脐动脉与脐静脉逐渐封闭。脐静脉在脐到肝的一段成为肝圆韧带，肝后缘到下腔静脉间的一段成为静脉韧带。脐动脉封闭后所残存的遗迹居脐外侧壁之中，成为脐外侧韧带。脐的结构从外至内依次为皮肤、致密瘢痕组织、脐筋膜和腹膜壁层。内部是小肠。脐部腹壁下有动脉、静脉分支。脐区是受第十肋间神经的前皮支的内侧支支配着。

随着皮肤生理、生化和理化研究的进展，人们发现肚脐具有皮肤菲薄、敏感度高、含有大量微血管、渗透性强、吸收力快等特点。脐在胚胎发育过程为腹壁最后闭合处，表皮角质层最薄，屏障功能较差，且脐下无脂肪组织，皮肤筋膜和腹膜直接相连，故渗透力强。药物分子较易透过脐部皮肤的角质层，进入细胞间质，迅速弥散入血而通达全身。

从解剖部位看，脐部靠近腹腔和盆腔，此处有腹腔丛。肠系膜间丛、腹下丛及盆腔丛等自主神经的主要神经丛存在，还有最主要的神经节，如腹腔节、肠系膜节、主动脉肾节、肠系膜下节等。它们支配腹腔和盆腔内所有的脏腑器官和血管。

可见，脐部既是人体最重要的部位，也是最敏感、最有利于药物吸收的部位。

（二）穴位敷贴

中药穴位敷贴疗法属于中药外治法的一个重要组成部分，古代医家对此早有论述：《古今中药外治真传》一书收载有贴、敷、涂、洗、淋、浸渍、裹、熏、熨、药磁疗法等中药外治 50 余法；清代外治大师吴师机在《理瀹骈文》中指出："外治之理即内治之理，外治之药即内治之药，所异者法耳。"即外治与内治，在病因、病机、辨证用药是相等同的，只是给药方法、吸收途径不同。外治与内治原理一致，许多疾病通过皮肤途径给药，同样可以达到口服给药的治疗效果。内病外治法是中医理论的精髓之一，也是中药透皮制剂发展的理论基础。

《理瀹骈文》中用经络理论、中药归经指导中药膏药外治法："膏中用药味，必得通经走路。开窍透骨，拔病外出之品为引……"。另外吴师机也强调"膏药贴法亦与针灸通""与针灸取穴同一理"等论点则从侧面说明穴敷法所选腧穴在治疗过程中的重要性，这些理论对中医内病外治疗法起着重要指导作用。穴位敷贴疗法作为一种特殊的针灸疗法，具有独特的作用方式，在患者体表穴位敷贴药物，通过药物对经络腧穴的作用治疗疾病的一种外治方法，是中医外治法结合经络腧穴的独到之处，使用小剂量的药物即可达到口服较大剂量药物的疗效，既继承了中国传统医学的特色，又在实际运用中得到发展和不断创新的一种有效防治疾病的方法。

四、作用机制

（一）脐疗

1. 穴位的作用

脐名神阙，为经络之总枢。经气之汇海，通过任、督、冲、带四脉而统属全身经络，联系五脏六腑。在正常情况下，任督冲带经气相通，阴阳相济，调节各脏腑、经脉的正常生理活动。若各部气血阴阳发生病理改变，通过刺激神阙穴调整任督冲带的功能，可达到"阴平阳秘，精神乃治"的目的。

从历代针灸文献看，神阙穴的主治病症非常广泛，如《医宗金鉴》言神阙穴能"主治百病"，彭祖小续命蒸脐法盛赞灸脐能"功能百脉和畅，毛窍皆通，上至泥丸，下至涌泉……"。根据"经脉所通，治所及"的原则，神阙穴能通全身，故刺激神阙穴就能对全身起调节作用，从而治疗全身疾病。

从现代医学观点来看，刺激神阙可能通过神经体液的作用而调节神经、内分泌和免疫系统，从而改善各组织器官的功能活动，促使其恢复正常。如有报道认为，神阙穴有抗炎、灭菌、增强机体免疫功能的作用。最近的实验结果表明，隔盐壮灸神阙穴，确能增强机体的免疫监视功能，提高小鼠 NK 细胞（自然杀伤细胞）活性水平，并认为灸神阙穴之所以能够起到抗病及强身保健的作用，其机制之一可能是通过提高 NK 细胞活性实现的。又如，灸脐可治晕厥、昏迷、休克，说明刺激神阙有兴奋大脑、强心和改善微循环的作用；药物敷脐可治各种虚汗、神经性呕吐等症，说明刺激神阙有调整自主神经功能失调的作用；可治阳痿、不孕等病，说明刺激神阙可调节内分泌紊乱；拔火罐可治荨麻疹和过敏性哮喘，提示刺激神阙可作用于免疫系统，抑制过敏反应。

2. 药物作用

药物脐疗法是将药物敷于脐窝而防治疾病的一种疗法，属于皮肤给药途径的范畴。对于药物经皮肤吸收，清·徐大椿曰："汤药不足尽病。""用膏贴之，闭塞其气，使药性从毛孔而入其腠理，通经贯络，或提而出之，或攻而散之，较服药尤为有力。"《理瀹骈文》则说："外治之理，内治之理；外治之药，亦即内治之药；所异者，法耳！"又说："昔人治黄疸，用百部根放脐上，酒和糯米饭盖之，以口中有酒气为度。又有用干姜、白芥子敷脐者，以口辣去之。则知由脐而入，无异于入口中。"脐联系于全身经脉，药物经脐部皮肤吸收后，可循经络贯穿全身，直达病所而起治疗作用。

现代医学已证明：药完全可以从皮肤吸收。皮肤分表皮、真皮、皮下脂肪组织；表皮又可分为 5 层，最外层为角质层。药物经皮吸收包括两个时相：①穿透相：药物通过皮肤表面结构角质层和表皮，进入细胞外间质；②吸收相：药物分子通过皮肤微循环，从细胞外液迅速地弥漫散入血循环。水溶性和脂溶性药物可经被动弥散、穿透角质渐渐被吸收。此外，皮肤附属器汗腺、毛囊皮脂腺也是药物吸收的通道，尤其是一些高分子物质。

脐部皮肤结构的特点最有利于药物吸收。脐在胚胎发育过程中为腹壁最后闭合处，表皮角质层最薄，屏障功能最弱，药物最易穿透弥漫，并且脐下无脂肪组织，皮肤和筋膜、腹膜直接相连，故渗透力强。

脐皮肤除了一般皮肤所具有的微循环外，脐下腹膜还布有丰富的经脉网，浅部和腹壁浅静脉、胸腹壁经脉吻合，深部和腹壁上下静脉相连。腹下动脉分支也通过脐部，可见药物在脐皮肤经过穿透相后，直接扩散到静脉网或腹下动脉分支而入体循环。所以药物经脐皮肤吸收比较迅速。

此外，药物调敷脐部后，外加胶布等固封，可增强药物和皮肤的水合作用而有利于吸收。脐疗用药多以"气味俱厚"者炒香研末，"炒香则气易透"，可促使吸收。

3. 综合作用

一般情况下，内服某药能治某病，用某药敷脐同样治某病。如内服芒硝可治便秘，用芒硝敷脐也能治便秘。但有时也有例外，即外用某药敷脐能治某病，但内服药却不能治某病，如葱白敷脐可治便秘，但葱白内服却不能治便秘；又如用苍术、白芷、川芎三味药等量研末内服治疟疾效果欠佳，但用外敷脐 3 次后疟原虫消失率可达 100%。我们还发现，治疗同一种疾病，在脐部用药不同，疗效也有差异，先艾灸脐部和药敷后再艾灸腹部，病人的反应也常有不同。这说明，药物贴脐，既有药物对穴位的刺激作用，又有药物本身的作用，而且在一般情况下，往往是两种作用的综合，是在触发、调动和增强机体的自组织能力的前提或同时而实现的，其实质是一种综合的调节作用。

（二）穴位敷贴

1. 传统认识

（1）直接作用。

中药经皮肤腧穴直接被吸收进体液，通过药物直接刺激穴位，通经透皮吸收使局部药物浓度高于其他部位。经脉气血输布于五脏六腑、四肢九窍，达到脏腑经气失调的病所，进而发挥其药理作用。

（2）间接作用。

通过中药对皮肤腧穴的刺激，以改善和增强机体的免疫力，发挥经络系统整体调节作用而起到疏通经络、调和阴阳、扶正祛邪等以达到防病治病的目的。

2. 现代认识

现代经皮给药系统的研究取得了研究成果，为科学阐释穴位敷贴作用机制提供了客观依据。现代医学研究表明，药物经皮吸收的主要屏障是皮肤角质层，药物敷贴后，局部血管扩张，促进血液循环，通过皮肤表面的药物浓度与皮肤深层的药物浓度差，以被动扩散的方式透过角质层，再进入真皮层毛细血管，通过体循环而达靶位而发挥明显的药理效应。此外，皮肤的毛孔和汗腺等附属器官也可吸收少量药物。经络传导机制为：药物作用穴位通过多种途径传导而产生局部或全身作用；皮肤渗透性在不同部位有明显差异，穴位与非穴位皮肤客观存在解剖与功能的差异性，某些解剖部位可能存在"固定的"较高的反应活性；穴位是微循环密集开放的集中点；穴位较周围皮肤具有高敏感性、低电阻性、双相调节性、相对特异性、整体性和开放性。腧穴是人体经气输注于体表的部位，是针灸治疗疾病的刺激点与反应点，通过沟通体表与体内脏腑的联系，反映病痛及通过刺激达到调整脏腑功能、防病治病的作用。经络腧穴作为吸收药物的有效途径，能够传递信息，产生治疗作用，这与其特殊的物质形态基础和理化特性有关。药物作用于腧穴，对穴位产生一定刺激，某些药物成分易于渗透皮肤，到达穴位深部，循经络巡行而直达病所或周行全身，从而激活经络腧穴系统对机体的整体调节功能，使处于病理状态下的机能活动向正常机能状态转变。其作用途径可能与刺激经络腧穴后，通过经穴-脏腑、神经-体液或神经反射途径等，作用于机体各系统而起到整体调节作用。药代动力学解析结果证实，穴位经皮吸收具有双通道、双过程复合的特征，且穴位可能存在特殊的加速吸收通道。

五、功用及适应证

（一）脐疗

脐疗的临床功用及适用症非常广泛，根据古今文献和我们临床应用的体会，脐疗对消化、呼吸、泌尿生殖、神经、心血管等系统疾病均有作用，并能增强机体的免疫力，可广泛用于内、外、妇、儿、皮肤、五官等科 100 多种疾病的治疗，并可用于养生保健。概括说来，其功用如下。

1. 回阳苏厥，息风固脱

张介宾曰：脐"虽至阴之地，而实元阳之宅"。人有阳气则生，无阳气则死，故灸脐部对虚脱、昏厥、中风昏迷等急症，每有回阳救急之功。一般多用隔盐灸脐法。

2. 健脾和胃，升清降浊

脐居中焦，位于大腹中央，为经络和气化的总枢，脐疗可增强脾胃的功能，使青阳得升，浊阴下降，故临床上对胃痛、痞满、呕吐、泄泻、痢疾、纳呆等病症有较好疗效。

3. 调理冲任，温补下元

脐通任、督、冲、带四脉，冲为血海，任主胞胎，冲任督带与生殖及妇女的经、带、胎、产息息相关。故脐疗在临床上可用于遗精、阳痿、早泄及妇女月经不调、痛经、崩漏、带下、滑胎、不孕等疾患。

4. 通调三焦，利水消肿

三焦为水火气机必通之道，脐居中主枢，可转运阴阳之气，激发三焦的气化功能。临床上可治疗小便不通、腹水、水肿、黄疸等病症。

5. 通经活络，理气和血

脐通全身经脉，脐疗可使全身经络通畅、气血调和。临床上可治疗痹症及诸痛症。

6. 敛汗安神，固精止带

脐疗能收敛人体的精、气、神、津。临床上常用于治疗自汗、盗汗、遗精、滑精、惊悸、失眠、带下等。

7. 扶正祛邪，养生延年

脐为先天之命蒂，又为后天之气舍，具补脾肾、益精气之功，为保健要穴。脐疗可增强人体抗病能力，有祛病保健、益寿延年之功。临床上可用于虚劳诸疾和预防保健。

（二）穴位敷贴

穴位敷贴法适应范围相当广泛，不但可以治疗体表的病症，而且可以治疗内脏的病症；既可治疗某些慢性病，又可治疗一些急性病。治疗病症主要有：感冒、咳嗽、哮喘、胃脘痛、泄泻、便秘、食积、口眼㖞斜、关节肿痛、小儿夜啼、厌食等。此外，还可用于防病保健。

作用：一方面通过刺激穴位局部起到疏通经络、协调阴阳、调理气血、抵御病邪的作用；另一方面，药物可经皮肤直接吸收发挥其药理作用，使药物直达病所。

六、操作

(一) 脐疗

脐疗的操作方法很多，古今的名称很多，分类也很不一致。我们认为大体可分为以下几种方法。

1. 敷贴脐部法

即指药物制成一定的剂型（如散、膏等）外敷于脐部的方法，是脐疗的最主要和最常用的方法，又简称为贴脐法。贴脐法又可分为以下几种。

（1）填法：将药物填于脐部。多用散剂或丸、丹剂，用药部位一般局限于神阙穴（脐孔）内。如附子填脐法。

（2）敷法：将鲜药（一般用植物药或虫类药）捣烂敷于脐部；或用干的药末用水（或用蜜、酒、唾液等）调和成膏状敷于脐部。用药部位可不局限于脐孔内，较填法范围大。

（3）覆法：将用量较多的药物捣烂或研末或调糊膏，覆盖在脐部及脐周围，用药部位较大，已不局限于神阙穴。

（4）涂法：将药汁、药膏、药稀糊等涂擦于脐部。如软膏涂脐法。

（5）滴法：将药汁（或煎汁或捣烂取汁，或用水等）根据病情需要温热或冰凉后，一滴滴徐徐滴入脐内，以达到治疗目的，成为滴（脐）法。如冷水滴脐法。

（6）熨法：用药物切粗末炒热布包，乘热外敷脐部。如平胃散熨脐法。

（7）罨法：罨通"掩"，遮盖之义。罨法是将药物罨盖于脐部并加以固定的方法。可分为干罨和湿罨二种。

（8）贴法：将药物制成膏药贴于脐部，如暖脐膏贴脐法。从广义上讲，凡用药物外敷于脐部的各种方法统称为贴脐法。

（9）掺法：将药物少许研细末掺于膏药上，外贴于脐部的方法。

2. 灸疗脐部法

灸，是灼烧的意思。灸疗，是利用燃烧某些材料产生的温热，或利用某些材料直接与皮肤接触来刺激身体的一定部位（穴位）而防治疾病的一种方法。因灸用材料多用艾，故可分为艾灸法和非艾灸法。在脐部运用灸疗的方法，称为灸疗脐部法，简称灸脐法。灸脐法又可分为以下几种。

（1）悬起灸：点燃艾条，手持之在脐部上方悬起灸之，距离以脐部觉温热但又能耐受为度。根据手法不同，又可分为温和灸、回旋灸和雀啄灸。

（2）隔物灸：先在脐部或脐内放置药物，再放艾炷或艾条（一般多用艾炷）

灸之，即艾炷与脐部皮肤之间有药物间隔。脐疗常采用隔物灸，如隔盐灸脐法、隔姜灸脐法、隔附子饼灸脐法、隔葱灸脐法等。

（3）蒸脐法：又称为熏脐法、炼脐法、温脐法。是将药物（多为复方）研细末填满脐部，上置艾炷灸的一种方法（古人用时多在艾炷与药物之间放置槐皮）。多用于虚证、泌尿生殖系统疾病和用于养生保健。如熏脐法、蒸脐法、温脐种子法等。确切地说，蒸脐法也属隔物灸法。

（4）熨灸：将艾绒平铺于脐部，再盖几层布，用熨斗在上面熨之，可发挥热熨及艾的双重作用。常用于虚寒、痿、痹等证。

（5）日光灸：将艾绒平铺在脐腹部，在日光下曝晒的方法，既有日光浴，又有艾作用。常用于虚寒腹痛、慢性虚弱疾病、小儿缺钙、皮肤色素变性等。据记载，此法有效。如《续名医类案》："赵从先治保义郎顿公，苦冷疾，时方盛暑，俾就屋开三天窗，于日光下射处使顿公仰卧，操艾遍铺腹上，约数斤，移时日光透脐腹，不可忍。俄而腹中雷鸣下泻，口鼻皆浓艾气乃止。明天复为之。如是一月，疾良已。乃念满百二十，气宿疴如洗，壮健如少年时。赵曰：此乃真人秘诀也……日者，太阳真火，艾即遍腹，徐徐照射，入腹之功极大。"

（6）温灸器灸：用专门制作的灸疗器械在脐部施灸。温灸器械的种类很多，可根据不同的情况选择使用。

以上 6 中方法都是用艾作为灸用材料的，均属于艾灸法。

（7）天灸：又名自灸，近代称为发疱疗法。最早见于宋·王执中《针灸资生经》。天灸脐部法是用对皮肤有刺激性的药物敷贴脐部，使局部充血、起泡有如灸疮，以其能发疱如火燎，故名曰灸。常用的药物有白芥子、吴茱萸、甘遂、蓖麻子、蒜泥等。如用白芥子末敷脐治腹痛，甘遂末敷脐治疟疾等。

我们发现，在运用隔物灸或天灸时，若先在脐部涂上一层凡士林，则可避免灸后起泡。

3. 拔罐脐部法

是在脐部拔火罐的方法，因拔罐古称角法，故拔罐脐部法又称为角脐法。角脐法是通过灌内负压，使被拔的脐部皮肤充血、瘀血，以达到防治疾病的目的。

角脐法的方法很多，常用的如下。

（1）闪火法：用镊子夹酒精棉球一个，点燃后放罐内绕 1～3 圈（勿将罐口烧热），然后将火退出，并迅速将罐扣在脐部。

（2）架火法：用不易燃烧和传热的物体，如瓶盖、小酒盅等，置于脐部，然后滴入 95% 的酒精数滴，或放入以酒精棉球，用或点燃后，迅速将罐扣于脐部，如无小酒盅等，也可用五分硬币一个，用一张 64 开大小的软纸一张包绕，上面捻成长条状,在其尖端蘸少许 95% 的酒精(不可蘸太多)后放置于脐部,用火点燃后再将罐扣下。

以上是两种最常见的方法,此外还有滴酒法、贴棉法、投火法等。

角脐法可用于治疗荨麻疹、哮喘、胃痛、腹痛、腹泻等病症。但脐部拔罐时间不宜太长,脐部皮肤松弛者慎用此法。

4. 按摩脐部法

是运用推拿手法刺激脐部,以防治疾病的方法。常用手法如下。

(1)揉脐法:用拇指指端,或示指,或中指,或掌根部按附于脐部或脐周,做轻柔和缓的回旋揉动。

(2)摩脐法:用手掌掌面或示、中、环指指面附着于脐部或脐周围,以腕关节连同前臂作环形的有节律的抚摩,摩动时要和缓协调,每分钟 30～120 次。关于旋转方向,古有左补右泻之说。

(3)按脐法:用拇指或示指或中指的指腹部向下垂直按压脐部或脐周围(以有酸、胀、痛为度),一按一放,有节奏的按压 100～300 次。

按摩脐部法简便可行,可让病人自己进行按摩。

(二)穴位敷贴操作方法

1. 方药的选择

凡是临床上有效的汤剂、丸剂,一般都可以熬膏或研末用作穴位敷贴来治疗相应疾病。但与内服药物相比,敷贴用药多有以下特点:①应有通经走窜、开窍活络之品。②多选气味俱厚之品。③补法可用血肉有情之品,如动物内脏、鳖甲等。④选择适当溶剂调和敷贴药物或熬膏,以达药力专、吸收快、收效速的目的。如醋、姜汁、蜂蜜、凡士林等。

2. 穴位的选择

穴位敷贴的穴位选择以脏腑经络学说为基础,通过辨证选取敷贴的穴位,并力求少而精。此外,还应结合以下选穴特点:①选择离病变器官、组织最近、最直接的穴位敷贴药物。②选择阿是穴敷贴药物。③选择经验穴敷贴药物,如吴茱萸敷贴涌泉穴治疗小儿流涎;威灵仙敷贴身柱穴治疗百日咳等。

3. 敷贴方法

采取适当体位,定准穴位,用温水将局部洗净,或用 75% 乙醇棉球擦净,然后敷药。使用助渗剂者,敷药前先在穴位上涂以助渗剂或药物调和后再用。固定方法有敷贴穴位的专用敷料,使用非常方便。敷贴的时间可视药物特性和患者反应而定。一般刺激性小的药物,每隔 1～3 天换药 1 次;刺激性大的药物,根据患者反应和发疱程度定敷贴时间,数分钟至数小时不等,如需再次治疗，应待局部皮肤恢复后再敷药。

七、优点及注意事项

（一）脐疗

1. 优点

（1）脐疗的操作方法非常简单，一看便懂，一听便知，一用便会。除急性病症外，一般 3～7 天换药 1 次，省去了煎药、服药等的麻烦，医者可用，患者也可自疗，便于推广普及。

（2）脐疗的适应性很广，对于内、外、妇、儿等临床各科的常见病和多发病大都可以应用，并且具有奏效快、疗效高的特点，不仅一方可治多病，而且一病可用数方。

（3）脐疗给药途径特殊，患者无痛苦，避免了口服及注射给药的缺点，对于那些打针怕痛、针灸怕针、吃药怕苦、服药怕吐的患者，以及不能服药的病症，尤为适宜。

（4）脐疗所用药物大都是普通中草药和家庭常备的食物（如葱、姜、花椒等），药源广泛，取材方便，且每次用量很小（一般 1～10g），故价格低廉，节省药材。

（5）脐疗属于外治方法，一般无毒副作用，即使在治疗中万一发生意外反应，也可随时去掉或更换药物，所以比较安全可靠。

（6）脐疗常用方药可配好储存备用，一旦需要，随时可用，故有利于危急病症的抢救与治疗。

2. 注意事项

（1）一般宜采取仰卧位，充分暴露脐部，以方便取穴、用药和治疗。

（2）脐孔内常有污垢，应用脐疗时，一般应先用 75％ 的酒精棉球对脐部进行常规消毒，以免发生感染。

（3）脐疗用药虽有自己的特点，但一般情况下仍宜辨证用药，方能提高疗效。

（4）脐部皮肤娇嫩，在用有较强刺激性的药物时，或隔药灸脐法壮数比较多时，宜先在脐部涂一层凡士林后再用药或治疗，可避免脐部皮肤气泡。在给小儿用药时尤应注意这一点。

（5）脐疗给药时一般用胶布或伤湿止痛膏等固封，个别患者会对胶布等发生过敏反应，可见局部瘙痒、红赤、丘疹等现象，可暂停用药，外涂氟轻松软膏，待脱敏后再用，也可改用肤疾宁贴膏或者纱布包扎固定。

（6）由于脐部吸收药物较快，故用药开始几天内，个别患者（尤其走窜货寒凉药物时）会出现腹部不适或隐痛感，一般过几天会自行消失。

（7）慢性病和预防保健应用脐疗药物时，宜采取间断用药的方法，如二次换药之间宜间隔数小时或 1 天，每个疗程间可休息 3～5 天。一般不应长期连续使用，以免引起脐部过敏反应。

（8）孕妇若非治疗妊娠诸病，宜慎用脐疗，有堕胎或毒副作用的药物更当慎用或禁用。

（二）穴位敷贴疗法

1. 优点

穴位敷贴法既有穴位刺激作用，又通过皮肤组织吸收药物的有效成分，发挥明显的药理效应，因而具有双重治疗作用。这是因为经皮肤吸收的药物较少通过肝脏，也不经过消化道，此法可弥补药物内治的不足。除极少有毒药物外，一般无危险性和毒副反应，是一种较安全、简便易行的疗法。

2. 注意事项

凡用溶剂调敷药物时，需随调配随敷用，以防蒸发。若用膏药敷贴，在温化膏药时，应注意温度，以免烫伤或贴不住。对刺激性强、毒性大的药物，敷贴穴不宜过多，敷贴面积不宜过大，敷贴时间不宜过长，以免发疱过大或药物中毒。对久病、体弱、消瘦及有严重心脏病、肝脏病等的患者，药量不宜过大，时间不宜过久，敷贴期间注意观察。对于孕妇、幼儿，应避免敷贴刺激性强、毒性大的药物。对于残留在皮肤的药膏等，不可用刺激性的物品擦洗。

八、研究进展

（一）脐疗

脐疗是中医学的瑰宝，源于古代，在历代的中医文献中有大量的散见记载，并在民间广泛流传，至今已有数千年的历史。实践证明，它具有简、便、廉、捷等特点，是中医学的一个重要组成部分。

在所有针灸穴位中，神阙穴（即肚脐）是结构最特殊、定位最明确的腧穴，其特殊性及与整体联系的广泛性是其他任何体穴所无法比拟的。如中医学认为，神阙为五脏六腑之根，神元归藏之本；经络学说认为，脐通五脏六腑，联络于全身经络；气功理论认为，脐下（当指脐之深部）为下丹田之所在；现代医学则证明，脐恰好位于人体的黄金点上，是调整整体的最佳作用点；几千年的临床实践也证明，脐疗可广泛应用于全身 100 多种疾病，并有着较好的疗效。而且，人们已经注意到现行用药方式所存在的问题，如口服用药，药效只能维持数小时或更短时间，致使病人不得不一天多次服药；因药物经口服进入消化道后，部分有效成分往往被破坏，不得不加大剂量甚而近于中毒剂量，威胁着病人安全。注射给药，既给患者带来一定痛苦，也有许多不便之处。然而，中医学的脐疗法便是一种较理想的给药途径。

因此，针灸及穴位外治疗法已经成为国内外同行研究和关注的热点，尤其是穴位的无创伤、无疼痛疗法，已经成为外治疗法的一大研究趋势。脐疗便是具有强大生命力和前景的无创痛穴位外治疗法中的一朵奇葩。

虽然脐疗已有数千年的历史，并且近年来发展很快，但是，还有一些问题尚待解决：一是在脐疗古今文献的全面整理和发掘方面，还没有系统进行，基本上尚属空白。二是在脐疗理论研究方面，多偏重于运用解剖学知识及中医理论作泛泛解说，对机制的研究还不深入。三是在脐疗的实验研究方面，基本上尚属空白。上述问题，一旦获得解决，脐疗的面目将会迥异于今天。

（二）穴位敷贴疗法

中医药的根本在于调理脏腑气机，主要根据藏象学说进行脏腑辨证，再辨证求因，审因论治，通过多种方法刺激腧穴、经络来整体地调节人体脏腑的功能及气血的运行，从而达到扶正祛邪、调达气机、平衡阴阳、增加机体免疫力而达到健身治病的目的。从上述内容可看出，中药穴位敷贴可以治疗内、外、妇、儿等多种临床疾病，但是在临床上，不仅仅只有特定的临床疾病会给患者带来困扰，很多亚健康状态也会影响人们的生活质量，故穴位敷贴既可治病又可预防保健。如节气贴（三伏贴、三九贴）既可用于治疗慢性疾病如支气管炎、哮喘、过敏性鼻炎等疾病，同时也可用于体虚患者增强免疫力。

穴位敷贴不但具有经皮给药的优点，而且由于敷贴穴位能通过经络感传影响多层次的生理功能，使它们之间产生相互激发和协调作用，从而导致生理上的放大效应而使药物的外治效果优于内服效果，它集中了中药和针灸穴位刺激的双重优势，在对疾病辨证治疗，个体化用药的基础上，有根据地选择穴位，并通过这一特殊的给药途径最大限度地发挥治疗作用。中医药注重从整体把握集体的动态平衡，这在对亚健康的防治方面有着独特的优势。正常情况下人体维持阴阳气血、升降出入的相对平衡状态。穴位敷贴正是应用药物与穴位刺激双重作用通过调和气血阴阳，改善病理体质，从而达到调整亚健康状态、防病保健的目的。另外，除了理想的疗效，穴位敷贴疗法简便易行，省时省力，避免了口服中药和针灸的缺陷，在疾病的治疗和预防中均有着明显优势，充分发掘，合理改进，将会有更加广阔的应用前景。

通过查阅总结文献与对实际临床运用的观察发现，尽管穴位敷贴疗法存在各种优点，但目前的临床研究多偏重于临床疗效的评估和经验总结，对于影响穴位敷贴疗效的各种因素研究甚少，像敷贴穴位的持续时间、频率等，这些影响疗效的关键因素如果不进行系统的研究，将不利于临床医生的实际操作，更不利于穴位敷贴疗法的推广和应用。故临床应用穴位敷贴疗法的同时，除观察疗效以外，更应注意对影响其疗效的各种因素进行规范化，才能在临床应用上对其进行客观的评价，利于对穴位敷贴疗法的推广和探索。随着经济建设和社会需求的不断发展，人们越来越追求简便、安全、有效的治疗方法，而中药穴位敷贴疗法是一种实效、安全、方便、副作用小的治疗方法，在治疗各种疾病上均具有其独特的优势，在临床运用上值得广泛推广。

第二章
妇科疾病脐疗及穴位敷贴疗法

第一节　功能失调性月经紊乱

一、概述

功能失调性月经紊乱指内分泌调节系统的功能失常所导致月经的紊乱和出血异常。

二、病因病机

发病主要是肾－天癸－冲任－胞宫轴的严重失调。主要病机是冲任损伤，不能制约经血，使子宫藏泻失常。常见病因病机有脾虚、肾虚、血热和血瘀。

三、诊断要点

（一）临床表现

无排卵型月经失调可有各种不同的表现。可以为接近正常的周期性出血，量也正常。但是多数表现为周期不正常，经期也异常。如先有数周或数月停经，继之以大量流血，流血持续2～3周或更长时间，不易自止，也可表现为不规则流血，时流时停，流血量也时多时少。无排卵型子宫出血一般无痛，失血过多者常表现贫血。本病多发于青春期，其次为更年期。

（二）检查

（1）妇科检查。有雌激素作用的表现，一般子宫正常大小，质偏软，两侧附件无异常。

（2）宫颈黏液检查。涂片干燥后出现羊齿状结晶。

（3）阴道黏膜的陀螺上皮细胞检查。反映有雌激素的作用。

（4）子宫内膜检查。显微镜检在周期的任何时候呈现正常的增生期形态不同程度的增生过长但无分泌性变化。

（5）基础体温测量。单相。

四、中医脐疗及穴位敷贴法

1. 崩漏外敷膏

【穴位】 神阙。

【组成】 益智仁、沙苑子各 20 g，艾叶 30 g。

【制法】 益智仁、沙苑子研末，用焦艾叶浓煎汁熬膏。

【用法】 敷贴脐部，每天 1 次，直至血止。

【附记】 引自《集要》。

2. 敷脐疗法

【穴位】 神阙。

【组成】 烟叶适量。

【制法】 烟叶加生盐少许，共捣烂。

【用法】 包敷脐部。

【附记】 引自《传统外治法》。

3. 刘氏敷脐疗法

【穴位】 神阙。

【组成】 党参、白术、黑炮姜、海螺蛸各 15 g。

【制法】 共研细末，以醋调如泥。

【用法】 敷脐，每天换 1 次，用药 3 天血净。

【附记】 引自 1995 年《福建中医药》。

第二节　多囊卵巢综合征

一、概述

多囊卵巢综合征（PCOS）是育龄妇女常见的一种极为复杂的内分泌及代谢异常导致的疾病，发病率达 5%～10%。它是一种高度异质性疾病，临床表现多样，是由多方面的异常引起的共同最终表现。其发病原因至今未明，病理生理变化涉及神经、内分泌、代谢系统和卵巢局部调控因素，治疗方面仍然令临床医生感到困惑。近 30 年来，中医，尤其是中西医结合诊断治疗方面，取得了一定的成效和进展。

二、病因病机

临床常见有气血虚弱、肾气亏虚、阴虚血燥、气滞血瘀、痰湿阻滞或虚实错杂的复合病机。

三、诊断要点

（一）参照标准

（1）偶发排卵和或无排卵。

（2）临床和或生化指标提示高雄激素血症，并排除其他可能致病的因素，如先天肾上腺增生、分泌雄激素肿瘤、Cushing 综合征等。

（3）卵巢多囊性改变，B 超检查示每个切面有≥12 个直径 2～9 mm 的卵泡和或卵巢体积增大＞10 ml。

如果少女及育龄妇女出现月经几个月一次甚至一年半载来潮一次，且伴痤疮、多毛、肥胖，B 超检查示每个切面有≥12 个直径 2～9 mm 的卵泡和或卵巢体积增大＞10 ml 即卵巢呈多囊改变就可诊断为 PCOS。

参考 2003 年鹿特丹标准，以上三项符合其中两项即可诊断为 PCOS。

（二）检查

（1）基础体温测定。

（2）妇科检查。

（3）B 超检查。

（4）内分泌测定：空腹血糖、糖耐量实验及胰岛素释放实验。

（5）腹腔镜检查：通过腹腔镜直接窥视，可见卵巢增大，包膜增厚，表面光滑，呈灰白色。有新生血管。包膜下显示多个卵泡，但无排卵征象。

四、中医脐疗及穴位敷贴法

1. 李氏熏脐法

【穴位】　神阙。

【组成】　麝香、龙骨、乳香、没药各等份。

【制法】　研末。

【用法】　研末放脐内，上隔槐树皮或姜片，用艾柱灸之，隔天一次。

【附记】 引自《中医外治法》。

2. 陈氏芷香外敷散

【穴位】 神阙。

【组成】 白芷 40 g、当归 50 g、细辛 30 g、肉桂 30 g、红花 40 g、元胡 35 g、益母草 60 g。

【制法】 研末。

【用法】 黄酒调敷脐部。

【附记】 引自《中医外治法》。

3. 敷脐散

【穴位】 神阙。

【组成】 蜣螂 1 条，威灵仙 10 g。

【制法】 研末。

【用法】 纳脐。

【附记】 引自《中医外治法》。

4. 妇笑散

【穴位】 神阙。

【组成】 柴胡、川芎各 15 g，当归、红花各 20 g，丹参 25 g、益母草 30 g、谷维素、维生素 B_6、维生素 B_1。

【制法】 用益母草浓汁将诸药调成糊状。

【用法】 敷脐。

【附记】 引自《中国中医药信息杂志》。

第三节 子宫内膜异位症

一、概述

当子宫内膜组织出现在子宫腔面以外，称为子宫内膜异位症。

二、病因病机

病位在子宫、冲任，以"不通则痛"或"不荣则痛"为主要病机。实者可由气滞血瘀、寒凝血瘀、湿热瘀阻导致子宫的气血运行不畅，"不通则痛"；虚者主要由于气血虚弱、肾气亏损致子宫失于濡养，"不荣则痛"。

三、诊断要点

（一）临床表现

继发性、渐进性腹痛，疼痛多位于下腹部及腰骶部，放射至阴道、会阴、肛门或大腿，常于经前 1～2 天开始，经期最重，经后消失。病变常累及子宫直肠陷凹，引起性交痛及肛门坠胀，常有月经失调及不育，20％病人无症状。

（二）检查

1. 妇科检查

病变常在盆腔后部，因此必须做双合诊、三合诊检查。典型病例表现为盆腔粘连，子宫后倾，固定不动，病变累及卵巢多见，子宫一侧或双侧附件扪及与子宫相连，不活动的囊实性包块，有轻压痛，子宫后壁、宫骶韧带，子宫直肠窝处可触及米粒至蚕大小不等触痛结节，如阴道宫颈受累可见蓝紫结节。

2. 辅助检查

B 超、腹腔镜明确检查。

四、中医脐疗及穴位敷贴法

1. 太乙膏

【穴位】　神阙。

【组成】　元参、人黄、生地各 30 g。

【制法】　麻油 2 kg，入铜锅内，煎至黑，滤去渣，入黄丹 360 g，再煎成水滴不散捻软硬得中，即成膏。

【用法】　贴于脐部。

【附记】　引自《串雅内编》。

2. 乳没散

【穴位】　神阙。

【组成】　乳香、没药各等份。

【制法】　研末，水调成药饼。

【用法】　贴于脐部。

【附记】　引自《穴位贴药与熨洗浸疗法》。

3. 温经止痛散

【穴位】　神阙。

【组成】　当归、川芎、吴茱萸、肉桂、细辛、乳香、没药、制元胡各 50 g，樟脑 10 g，麝香 1.2 g。

【制法】 研末。

【用法】 敷脐。

【附记】 引自《常见病民间传统外治法》。

第四节 黄体功能不全

一、概述

黄体功能不全（luteal phase deficiency，LPD）是指卵巢排卵后没有完全形成黄体，以致孕激素合成与分泌不足，使子宫内膜分泌功能未能及时转换或是子宫内膜黄体酮受体对孕激素反应差，而不利于受精卵的着床。是导致不孕、习惯性流产的主要因素。中医古籍无黄体功能不全这一记载，可分属为中医的崩漏、月经过多、月经先期、经期延长等疾病。

二、病因病机

先天禀赋不足，或后天感受风寒湿冷之邪、房劳多产、大病久病、劳累过度、情志失调等，伤肾日久，易导致肾气、肾阳偏虚。

三、诊断要点

（一）临床表现

常伴有不孕、流产史，也可因高泌乳素血症和子宫内膜异位症引起。

（二）检查

1. 基础体温

基础体温是双相的，但是上升和下降缓慢，上升幅度小于 0.3。黄体功能不足，其黄体期 BBT 上升天数少于 11 天，故月经周期短，月经先期而行；黄体萎缩不全者，月经周期正常，BBT 坡型下降，经前月经淋漓而致经期延长。

2. 激素测定

黄体中期血黄体酮水平（10 ng/ml 或经前 4、5、6 天测算黄体酮三次之和小于 15 ng/ml），可诊断黄体功能不健，此谓真性黄体功能不全。

3. LH、FSH 测定

早期卵泡期 FSH/LH 比例相似于正常卵泡发育者，但排卵前 FSH、LH 峰性分泌不足或 LH 峰值提前出现。

4. 子宫内膜活组织检查

在月经周期第 21～23 天或相当于经前 2～3 天从子宫底、前侧壁取下内膜组织，如其成熟情况较正常月经周期延迟大于 2 天后，子宫内膜时相与血黄体酮水平之间相关性差，此谓真性黄体功能不全，或即在月经第 5～6 天诊刮，内膜表现为增生期及分泌期内膜并存，子宫内膜不规则脱卸，称黄体萎缩不全。在黄体早－中期 LPD 患者与正常内膜者血黄体酮水平无显著性差异，由于但其分泌期内膜腺上皮胞核孕激素受体含量下降，导致子宫内膜对正常的黄体酮刺激缺乏正常反应，从而产生子宫内膜分泌不足现象，此谓假性黄体功能不全。

四、中医脐疗及穴位敷贴法

1. 调经散

【穴位】　神阙。

【组成】　乳香、没药、血竭、沉香、丁香各 15 g，青盐、五灵脂、两头尖各 18 g，麝香 1 g。

【制法】　上药研末。

【用法】　填满脐部，上隔槐皮，用艾柱灸之。

【附记】　引自《穴位贴药疗法》。

2. 调经糊

【穴位】　神阙、子宫

【组成】　乳香、没药、白芍、川牛膝、丹参、山楂、木香、红花各 15 g，冰片 18 g。

【制法】　上药研末，姜汁或黄酒调。

【用法】　分贴相应穴位。

【附记】　引自《穴位贴药疗法》。

3. 李氏理中散加减

【穴位】　神阙。

【组成】　党参 10 g、白术 7 g、干姜 5 g、炙甘草 3 g、硫黄 25 g。

【制法】　上药研末。

【用法】　每用 200 mg 填脐，5 日换一次。

【附记】　引自《中医外治法杂志》。

第五节　未破裂卵泡黄素化综合征

一、概述

未破裂卵泡黄素化综合征（简称 LUFS）是指卵泡成熟但不破裂，卵细胞未排出而原位黄素化，形成黄体并分泌孕激素，体效应器官发生一系列类似排卵周期的改变，但实际月经中期无卵子排出的一组症候群。如用传统的诊断排卵的标准，如 BBT 双相，黄体期黄体酮水平，分泌期子宫内膜是难以将 LUFS 与正常排卵周期相鉴别。临床以月经周期长，有类似排卵表现但持续不孕为主要特征。是无排卵性月经的一种特殊类型，也是引起的不孕的重要原因之一。未破裂卵泡黄素化综合征是 1975 年 Jewelewicz 首先提出，并命名为 LUFS。1978 年 Marik 等用腹腔镜直接观察卵巢表面，发现有些早期黄体确无排卵裂孔而进一步证实。目前国内外学者对此作了多项研究，对其病理生理、诊断及处理虽有一定见解，但在某些方面尚有很多争论。

二、病因病机

脾肾阴阳亏虚，胞络气血郁结瘀滞。

三、诊断要点

（一）临床表现

LUFS 患者在临床上往往被诊断为不明原因的不孕，对黄体功能不全，轻度子宫内膜异位症或盆腔炎及排卵成功障碍诱发"排卵成功"而不孕者应考虑本症可能，除上述各种疾病的临床症状外，患者可无其他症状，在检查中，基础体温（BBT）呈典型双相；月经规律；宫颈黏液或子宫内膜活检，有正常的组织分泌象；BBT 上升 2～4 天腹腔镜检查未见卵巢表面有 stigma，总之，对本病的确诊，需要根据上述情况综合分析，同时需要连续观察 2～3 周期，是否重复出现。

（二）检查

（1）腹腔镜检查必须选择最佳时期，BBT 上升 2～4 天之内。B 超提示排卵后 12～47 小时做腹腔镜检查合适，如在上述期间卵巢表面未见到 stigma 或血体，则 LUFS 诊断的可能性极大。

（2）B超检查：B超检查未见排卵征象，其卵泡生长曲线，在 LH 峰前与正常排卵者主卵泡无明显差异，在 LH 峰后卵泡继续增大，平均直径达 33.3 mm。

（3）内分泌检查：观察 E_2、P、PRL 含量，协助诊断。

（4）子宫内膜组织学检查：有正常的分泌现象，协助诊断。

四、中医脐疗及穴位敷贴法

1. 脐疗法

【穴位】　神阙。

【组成】　川椒、白芷、五灵脂、熟附子、食盐、冰片等份。

【制法】　上药研末。

【用法】　用清水（25±0.5）g 与面粉（55±0.5）g 均匀混合，制成圆锥状（重约 80 g，直径约 7 cm，高约 2 cm），中间挖一个与肚脐大小相当（直径约 2 cm）的小孔，备用。患者仰卧位将脐部暴露，以 75％的酒精消毒后再将上述制好的面圈放置于肚脐上，在小孔中填充散剂约 10 g，然后将艾炷点燃且置于散剂的上方，一壮完全燃尽后再更换另一壮，治疗时间约为 1.5 小时。结束治疗后，用医用胶布贴在肚脐上封固散剂。

【附记】　引自 2017 年《中国中医基础医学杂志》。

2. 促排卵散

【穴位】　神阙。

【组成】　紫石英 30 g、川椒 6 g、巴戟天 30 g、淫羊藿 30 g、枸杞 30 g、人参 30 g、红花 30 g、柴胡 12 g。

【制法】　上药研末。

【用法】　贴于脐部。

【附记】　引自《湖南中医杂志》。

第六节　更年期综合征

一、概述

妇女在绝经前后，围绕月经紊乱或绝经出现如烘热出汗、烦躁易怒、潮热面红、眩晕耳鸣、心悸失眠、腰背酸楚、面浮肢肿、皮肤蚁行样感、情志不宁等症状，称为更年期综合征。

二、病因病机

本病以肾虚为本，肾的阴阳平衡失调，影响到心、肝、脾脏，从而发生一系列的病理变化，出现诸多证候。常可兼夹气郁、血瘀、痰湿等复杂病机。

三、诊断要点

（一）临床表现

（1）45 到 55 岁的妇女，出现月经不规则或闭经；或 40 岁前卵巢功能早衰；或有手术切除双侧卵巢及有因素损伤双侧卵巢功能病史。

（2）月经紊乱或停闭，随之出现如烘热出汗、烦躁易怒、潮热面红、眩晕耳鸣、心悸失眠、腰背酸楚、面浮肢肿、皮肤蚁行样感、情志不宁等症状。

（二）检查

（1）妇科检查：子宫大小正常或偏小。

（2）辅助检查：性激素（促卵泡生成素 FSH、促黄体生成素 LH、雌二醇 E2）检查，出现 FSH、LH 升高，绝经后 FSH 升高 20 倍，LH 增高 5～10 倍，FSH/LH＞1，E2 水平低，典型者呈现二高（FSH、LH 高）一低（E2 低）内分泌状态。绝经后 E2 周期性水平变化消失。

四、中医脐疗及穴位敷贴法

【穴位】 神阙。

【组成】 吴茱萸。

【制法】 将吴茱萸打磨成粉。

【用法】 填敷神阙穴，以伤湿止痛膏敷贴固定，月经干净 3～5 天开始用药，3 天换药一次，5～7 次为 1 个疗程。

【附记】 引自《云南中医中药杂志》。

第七节　卵巢早衰

一、概述

女性在 40 岁以前自然绝经，以闭经、不育、高促性腺激素及低雌激素为特征的一种疾病。

二、病因病机

肾精亏虚、天癸乏源、冲任虚衰。其中肾精亏虚。血虚肝郁是其重要病机特点。

三、诊断要点

（一）临床表现

（1）询问病史，临床是否有卵巢手术放化疗史、盆腔感染腮腺炎史、自身免疫性疾病史，服用药物史如雷公藤。

（2）年龄≤40岁，闭经达4个月以上。

（3）实验室检查：血清FSH＞40 IU/L或LH＞30 IU/L，E2＜100 pmol/L。

（4）阴道B超：双卵巢切面无较大卵泡、连续监测无排卵征象或卵巢缩小，子宫内膜＜6 mm，失去正常三线征。

（5）主要表现：常伴不孕；失眠、潮热出汗、烦躁、阴道分泌物减少、生殖器官萎缩等。

（二）检查

（1）闭经者需查血HCG或尿HCG排除妊娠。

（2）内分泌六项（月经第3～5天，闭经者随时检查）：FSH＋LH＋ E2＋PRL＋ T＋P

（3）生殖激素（月经第3～5天，闭经者随时检查）：AMH、抑制素B。

（4）阴道B超：卵巢体积、窦卵泡数AFC、卵巢间质动脉峰值流速PSV、S/D、搏动指数PI与阻力RI。

（5）抗卵巢抗体（AOA）、抗核抗体、抗双链DNA抗体。

（6）甲状腺功能：TSH＋FT3＋FT4。

（7）伴性腺发育不全者，需查染色体、17α-羟化酶。

（8）症状评估：Kuppermann评分法。

四、中医脐疗及穴位敷贴法

【穴位】 神阙。

【组成】 人参、熟附子、川续断、生龙骨、乳香、没药、五灵脂、大青盐、人工麝香粉。

【制法】 将麝香粉单包备用，余药混合超微粉碎，密封备用。

【用法】 脐部用75%酒精常规消毒后，以温开水调面粉制成条状（长

12 cm,直径 2 cm),围脐 1 周,先取少许麝香（如米粒大）置于脐内,然后取上述药末适量（ 8～10 g）,填满脐孔,用艾炷（直径 2.5 cm,高 2.5 cm）置于药末上,连续施灸 10 壮,约 2 小时。灸后用医用胶布固封脐中药末,2 天后自行揭下,并用温开水清洗脐部。

【附记】 引自《中国针灸》。

第八节　带下过多

一、概述

带下的量明显增多,色、质、气味发生异常,或伴全身、局部症状者,称为"带下病",又称"下白物""流秽物"。相当于西医学的阴道炎、子宫颈炎、盆腔炎、妇科肿瘤等疾病引起的带下增多。

二、病因病机

湿邪是导致本病的主要病因。主要病机是湿邪伤及任带二脉,使任脉不固,带脉失约。

三、诊断要点

(一) 临床表现

(1) 妇产科术后感染史,盆腔炎疾病史、急慢性宫颈炎病史,各类阴道炎病史、房事不洁史。

(2) 带下量多,色白或黄,或赤白相间,或黄绿如脓,或浑浊如米泔;质或清稀如水,或黏稠如脓,或如豆渣凝胶,或如泡沫状;气味无臭,或有臭气;或臭秽难闻;可伴有外阴、阴道灼热瘙痒,坠胀或疼痛,或伴尿频、尿急等症状。

(二) 检查

1. 妇科检查

可见各类阴道炎、宫颈炎、盆腔炎性疾病的体征;也可发现肿瘤。

2. 辅助检查

(1) 实验室检查:阴道炎患者阴道分泌物检查清洁度Ⅲ或以上,或查出滴虫、假丝酵母菌级其他病原体;急性或亚急性盆腔炎,血常规检查白细胞计数增高；必要时可行宫颈分泌物病原体培养、病变局部组织活检等。

（2）B超检查：对盆腔炎性疾病及盆腔肿瘤有意义。

四、中医脐疗及穴位敷贴法

【穴位】　神阙。

【组成】　石榴皮、苍术、白术各 20 g，车前子 15 g、柴胡、升麻各 5 g。

【制法】　以稀小米粥少许调成糊状。

【用法】　敷于脐部，外加热水袋热敷，每天 1 次，10 次 1 个疗程。

【附记】　引自 1995 年《甘肃中医》。

第九节　经行乳房胀痛

一、概述

每值经前或经期乳房作胀，甚至胀满疼痛，或乳头痒痛者，称"经行乳房痛"。本病属西医学经前期紧张综合征范畴，多见于青壮年妇女，是常见病。乳痛症（乳腺结构不良症中的常见轻型病变）也可按本病论治。

二、病因病机

本病多发生在经期或经前，而此时气血下注冲任血海，易使肝血不足，气偏有余，肝失条达或肝肾失养所致。七情内伤，肝气郁结，气血运行不畅，脉络欠通，不通则痛；或肝肾亏虚，乳络失于濡养而痛。

三、诊断要点

（一）临床表现

有长期精神紧张或抑郁不舒，或有久病、不孕或脾胃虚弱病史。主要表现在经期或经前后，出现乳房胀痛或乳头胀痒疼痛，甚则痛不可触衣，经净后逐渐消失。连续 2 个月经周期以上，伴随月经周期呈规律性发作。

（二）检查

1. 体格检查

经前双侧乳房胀满。可以触痛，经后消失。乳房无肿块、皮色不改变。

2. 妇科检查

盆腔器官无异常。

3. 辅助检查

钼靶检查、乳腺超声或红外线扫描无明显器官性病变。

四、中医脐疗及穴位敷贴法

【组成】 鲜马鞭草 60 g、土牛膝 40 g、鲜橘叶 30 g、苏木 20 g。

【制法】 以 5 000 ml 清水煎 30 分钟。

【用法】 熏洗双乳，每天 2 次。

【附记】 引自 2017 年《中医临床研究》。

第十节 妊娠剧吐

一、概述

少数孕妇在妊娠 6 周左右反应严重，持续恶心，呕吐频繁，不能进食，称妊娠剧吐。

二、病因病机

主要是冲气上逆，胃失和降所致。常见的病因为脾胃虚弱、肝胃不和。

三、诊断要点

根据病史及检查，一般诊断不困难。首先需确定是否为妊娠，并排除消化性溃疡、病毒性肝炎、胃癌、多胎、葡萄胎等引起的呕吐。

（一）临床表现

多见于年轻孕妇。一般停经 40 天前后出现。按病情程度可分为轻症和重症两类。轻症患者，表现为反复呕吐，厌食，偏食，尿酮体（一）；重症患者，呕吐频繁，不能进食，由于严重呕吐，引起失水及电解质紊乱、引起代谢性酸中毒。患者明显消瘦，极度疲乏，眼球下陷，脉搏增快，并出现酮体。

（二）检查

（1）妇科检查为妊娠子宫，子宫增大与停经月份相符，子宫变软。

（2）尿妊娠试验阳性；为识别病情轻重和判断预后，还应进行尿酮体、体温、脉搏、血压、电解质、肝、肾功能的检测期及心电图检查。

四、中医脐疗及穴位敷贴法

1. 敷脐疗法

【穴位】　神阙。

【组成】　丁香、姜半夏各 15 g。

【制成】　上述药物共研细末。

【用法】　以鲜姜汁调敷脐部。

【附记】　引自 1995 年《新中医》。

2. 敷脐疗法

【穴位】　神阙。

【组成】　半夏 20 g、丁香 15 g、鲜生姜 30 g。

【制法】　将前二味药烘干，过筛，用鲜生姜汁调为稠膏。

【用法】　纱布包裹，敷于神阙穴。以塑料薄膜及纱布覆盖，胶布固定，1～2 天换药 1 次，可快速止呕。

【附记】　引自 2001 年《中国民间疗法》。

3. 敷脐疗法

【穴位】　神阙。

【组成】　半夏 15 g、砂仁 3 g。

【制法】　鲜生姜汁一小杯、半夏 15 g、砂仁 3 g，将后二味药共研细末，以生姜汁调和如粥糊状。

【用法】　用时先用生姜片擦患者脐孔至发热，再取药糊涂敷脐孔上，外以纱布覆盖，胶布固定，每天涂药 3～5 次。

【附记】　引自 2001 年《中国民间疗法》。

4. 敷脐疗法

【穴位】　神阙。

【组成】　白蔻 10 g、鲜生姜汁一杯、生紫苏叶汁一杯。

【制法】　先将白蔻研为细末，再用生姜汁和生紫苏叶汁与药末拌匀，捣成厚膏状，加黄酒适量炒热。

【用法】　乘热将药膏敷贴于患者脐部，外以纱布覆盖，胶布贴紧。每天换药 1～2 次，通常敷药 1～2 次呕吐即缓解。

【附记】　引自 2001 年《中国民间疗法》。

第十一节 流产（先兆流产、复发性流产）

一、概述

妊娠于 28 周前终止，胎儿体重不足 1 000 g 者，称为流产。流产发生在 12 周以前者为早期流产；发生在 12～28 周之间者为晚期流产。

二、病因病机

主要病机是冲任损伤，胎元不固。

三、诊断要点

（一）临床表现

根据病史、体格检查以及辅助检查，先确定是否为流产，再确定为何种流产。

1. 先兆流产

闭经后阴道少量出血，早孕反应存在，尿妊娠反应阳性。

妇科检查：宫口闭，子宫大小符合妊娠月份。

2. 难免流产

继续妊娠已不可能，表现阴道出血量增多或有血块，伴腹痛。

妇科检查：宫口开，见有胚胎组织堵于宫口，子宫与停经月份等或稍小，或见羊水流出。

3. 不全流产

部分妊娠物已排出体外，尚有部分残留在宫腔内，仍有腹痛及阴道出血。

妇科检查：宫口已开，有时见胚胎组织或胎盘组织堵塞宫口，一般子宫小于停经月份。

4. 完全流产

胚胎及胎盘组织完全排出，阴道出血减少，腹痛消失。

妇科检查：宫口闭，子宫接近正常大小。

5. 过期流产

胚胎或胎儿在宫内死亡已 2 个月以上而未排出。

妇科检查：宫口闭，子宫小于妊娠月份。

6. 复发性流产

自然流产连续发生 3 次以上者称之。

检查：尿 HCG 检查、B 超。

（二）检查

（1）妇科检查。宫口开闭、子宫大小。

（2）辅助检查。尿妊娠试验、B 超、血 β-HCG。

（3）复发性流产的辅助检查。临床上我们开展的检查项目主要包括：夫妇双方需要做血型（ABO、Rh 因子及抗体效价）、染色体核型检查，流产物做染色体形态及病理学检查，从而明确是全胚胎发育障碍还是特殊发育缺陷染色体，另外女方：甲状腺功能、生殖免疫全套（又称不孕全套）、封闭抗体、D 二聚体、抗核抗体、叶酸利用能力、内分泌激素检查（月经来潮的第二至四天）、P（月经来潮前一周）及支原体＋衣原体＋淋球菌等排除病毒感染；男方：精液常规（排精后 3 至 7 天）及抗精子抗体。另外子宫输卵管造影检查可以帮助诊断是否有子宫畸形、宫腔粘连，子宫机能不全；宫腹腔镜可以明确是否有子宫黏膜下肌瘤、息肉、子宫纵隔、粘连等；B 超检查可以明确是否有子宫肌瘤、畸形，宫颈机能不全等也是必要的。

以上我们开展的导致流产的各种原因中，除染色体及先天器官畸形等因素不能治疗外，其余检查有异常的话均可以治疗。比如甲状腺功能、生殖免疫全套、D 二聚体、抗核抗体、叶酸利用能力、内分泌因素及支原体＋衣原体＋淋球菌的异常均可以药物治疗，而封闭抗体的异常则属于免疫性不孕。免疫是机体免疫系统识别自身物资还是非自身物质，对自身物资不排斥，对非自身物质将会产生免疫抗体予以排除。而妊娠类似同种异体移植，胚胎与母体之间存在复杂而特殊的免疫学关系，使胚胎不被排斥。封闭抗体也称为抗丈夫白细胞抗体，正常妊娠中，胚胎所带的父源性 HLA 抗原能刺激母体免疫系统，产生封闭抗体，若孕期母体封闭抗体不足，会导致母儿双方免疫不适应，引起母体对胚胎排斥，造成流产或不孕。孕早期可见反复自然流产、胚胎停止发育、孕空囊，孕晚期可见胎儿宫内生长缓慢、甚至胎儿停止发育，胎死宫内，以及多次试管婴儿均未能着床者。

我们现在开展的封闭抗体的治疗为皮下多点注射丈夫或第三者肘静脉血淋巴细胞于女性患者前臂内侧，浓度为 $20 \times 10^6 /\text{mL}$，每次每点约为 0.5 mL，该法反应强，发生快，持续时间短；一般 1 个疗程 4～6 次治疗，每次治疗间隔 2

周。怀孕后再进行一个疗程的巩固治疗，确保孕期稳定。

因封闭抗体的治疗为血液治疗，故治疗前男女双方都要做的检查有：染色体、肝肾功能、甲肝、乙肝、艾滋、梅毒、丙肝、血常规、血型、凝血功能；另外，男方需要检查精液常规；女方则需要检查内分泌全套、甲状腺功能、不孕全套、TORCH、支原体＋衣原体＋淋球菌、血型抗体（根据情况而定）、心电图等。

四、中医脐疗及穴位敷贴法

1. 敷脐疗法

【穴位】 神阙。

【组成】 川断 15 g、桑寄 15 g、杜仲 20 g、补骨脂 20 g、白术 20 g。

【制法】 将药物研末。

【用法】 水调敷脐，每天 1 次。

【附记】 引自 2005 年《中医外治杂志》。

2. 敷脐疗法

【穴位】 神阙。

【组成】 杜仲、补骨脂各 30 g。

【制法】 研末上述药物。

【用法】 水调敷脐，每天更换。

【附记】 引自 2007 年《中华实用中西医杂志》。

第十二节 异位妊娠

一、概述

当孕卵在子宫腔外着床发育，称为异位妊娠。

二、病因病机

发病机制与少腹宿有瘀滞，冲任、胞脉、胞络不畅，或先天肾气不足，后天脾气受损等有关。

三、诊断要点

(一) 临床表现

有闭经史（个别患者可能不明确）不规则阴道出血，急性或慢性下腹痛，可发生于一侧或全下腹，腹痛重时伴有恶心、呕吐、直肠刺激症状，内出血多时可出现晕厥，休克。

(二) 检查

1. 妇科检查

病容、面色、血压脉搏、体温、有无休克下腹压痛，反跳痛，肌紧张，肿块，移动性浊音等。阴道检查：宫颈蓝染、软、有摇举痛，子宫稍大或正常大小，有漂浮感，后穹隆饱满，一侧盆腔有边缘不清形状不规则且有压痛之包块。

2. 辅助检查

(1) 化验：血尿常规，血型，妊娠实验或尿 HCG，血 β-HCG，配血。

(2) 后穹隆穿刺，抽出不凝血。

(3) 诊断性刮宫：用以鉴别宫内妊娠还是异位妊娠，现已较少应用。

(4) 其他：B 超检查，除外宫内妊娠及有无腹腔出血。必要时腹腔镜检查。

四、中医脐疗及穴位敷贴法

1. 消癥散

【组成】　千年健 60 g、续断 120 g、追地风 60 g、川椒 60 g、五加皮 120 g、白芷 120 g、桑寄生 120 g、艾叶 500 g、透骨草 250 g、羌活 60 g、独活 60 g、赤芍 120 g、归尾 120 g、血竭 60 g、乳香 60 g、没药 60 g。

【制法】　上药研为末。

【用法】　每 250 g 为 1 份，纱布包裹，蒸 15 分钟，趁热外敷下腹部患侧，每天 2 次，14 天为 1 个疗程。

【附记】　引自 2014 年《中国优生优育》。

2. 大黄芒硝外敷

【组成】　大黄 100 g，芒硝 300 g。

【制法】　将大黄 100 g，芒硝 300 g 均匀混合。

【用法】　装入干净棉布袋内（布袋宽 12 cm，长 15 cm），使用时将布袋放于患处，并用毛巾覆盖，再用腹带（保鲜膜更佳）加压包扎即可。

【附记】　引自 2011 年《中国医药科学》。

第十三节　妊娠便秘

一、概述

妊娠期间，粪便在肠内滞留过久，秘结不通，排便周期延长，或周期不长，但粪质干结，排出困难，或粪质不硬，虽有便意，但便而不畅的病症。

二、病因病机

主要机理是血虚、热结、气虚、气滞引起肠道传导失司所致。

三、诊断要点

排便时间超过自己的习惯 1 天以上，或两次排便时间间隔 3 天以上。或大便粪质干结，排出艰难，或欲大便而艰涩不畅。

四、中医脐疗及穴位敷贴法

1. 虚性便秘

【穴位】　神阙。

【组成】　大黄 15 g、黄芪 20 g、附子 15 g、吴茱萸 10 g、炒莱菔子 20 g。

【制法】　共研细末，用米醋调成膏状，制成直径约 2.0 cm，厚约 0.5 cm 的膏贴，放入冰箱内冷藏备用。

【用法】　穴位贴敷贴在患者神阙穴上，4 小时后揭掉，每天 1 次，一般 10 天为 1 个疗程。

【附记】　引自 2014 年《河南省中医、中西医结合护理学术交流会论文集》。

2. 气机郁滞型

【穴位】　神阙。

【组成】　大黄、枳实。

【制法】　将大黄、枳实按 2∶1 比例共研细末，装瓶备用，每次取 3 g，用醋调成饼状。

【用法】　贴于神阙穴，用胶布或纱布固定，每天 1 次，治疗 3 天为 1 个疗程。

【附记】　引自 1999 年《中医外治杂志》。

第十四节　妊娠贫血

一、概述

妊娠期间出现倦怠、乏力、气短、面色苍白、水肿、食欲不振等，检查呈现血红蛋白或红细胞总数降低，红细胞比容下降，称妊娠贫血。

二、病因病机

妊娠贫血机制有 3 个方面：先天禀赋不足，精血亏虚；后天脾胃虚弱，生化乏源；大病失血，精血暗耗。加之妊娠后阴血下聚养胎，血为胎夺，母体精血更虚而发为本病。

三、诊断要点

（一）临床表现

贫血早期症状主要为疲乏、随着贫血的加重可出现头晕、心悸、气短、纳呆、低热等，甚至出现下肢、面目水肿，并可见面色无华，萎黄或㿠白，舌质淡，爪甲不容，脉细无力等。

（二）检查

血液检查是诊断本病的重要依据。若血红蛋白<100 g/L、红细胞<3.5×10^{12}/L、血细胞比容<0.30，即可诊断为妊娠贫血，但应注意复查，以排除差错，并进一步做血片检查，以确定属哪种贫血。

四、中医脐疗及穴位敷贴法

【穴位】　血海、足三里、三阴交、气海、神阙。
【组成】　党参、白术、茯苓、黄芪、丹参、陈皮、丁香、肉桂、莱菔子等。
【制法】　以上药物研磨成粉，调成药膏。
【用法】　每次选贴单侧 4 个穴位，隔天换药 1 次。连贴 10 周，共敷药 20 次。
【附记】　引自 1992 年《上海中医药杂志》。

第十五节 产后小便不通

一、概述

产后小便点滴而下，甚或闭塞不通，小腹胀急疼痛者，称为"产后小便不通"。本病相当于西医学的产后尿潴留，以初产妇、难产、产程长及手术助产者多见，是产后常见疾病之一。

二、病因病机

主要病机是膀胱气化失司所致。

三、诊断要点

（一）临床表现

1. 病史

辨证论治禀赋不足，或素体虚弱，或有难产、产程延长、手术助产、产时产后失血过多等病史。

2. 症状

新产后，尤以产后 6～8 小时或产褥期，产妇发生排尿困难，小便点滴而下，甚至癃闭不通，小腹胀急疼痛。

（二）检查

1. 腹部检查

下腹部膨隆，膀胱充盈、可有触痛。

2. 妇科检查

无异常。

3. 辅助检查

尿常规检查多无异常。

四、中医脐疗及穴位敷贴法

1. 通癃散

【穴位】 神阙、关元。

【组成】 麻黄、肉桂、黄酒或酒精 5 g。

【制法】 麻黄、肉桂按 1∶1 研粉配成通窜散，用黄酒或 60%酒精调和，每次 5 g。

【用法】 敷于脐部和关元穴，每天 1 次。

【附记】 引自 1995 年《江苏中医》。

2. 敷脐疗法

【穴位】 神阙。

【组成】 甘遂 30 g、半夏 30 g、冰片 1.5 g。

【制法】 研为细末，用时取药末 3～5 g，加温水和面粉少许调成糊状。

【用法】 敷脐。

【附记】 引自 2003 年《中医外治杂志》。

3. 敷脐疗法

【穴位】 神阙。

【组成】 栀子 3～7 枚、独蒜头 1 个。

【制法】 栀子 3～7 枚、独蒜头 1 个，精盐少许，冰片少许共捣烂。

【用法】 敷脐，胶布固定，并用艾条隔盐灸脐 30～60 分钟，每天 1 次。

【附记】 引自 1996 年《中医外治杂志》。

4. 敷脐疗法

【穴位】 神阙。

【组成】 葱白 50 g、食盐、桂枝末各 20 g。

【制法】 先把葱白捣烂，加食盐、桂枝末一起调和后，放锅内炒热，做成饼状。

【用法】 敷于脐上。下面可垫一层纱布，上面放一层塑料薄膜，再用毛巾覆盖，若再用加热效果更好。

【附记】 引自 1996 年《安徽中医临床杂志》。

第十六节 产后发热

一、概述

产褥期内，出现发热持续不退，或突然高热寒战，并伴有其他症状者，称为"产后发热"。如产后 1～2 日内，由于阴血骤虚，阳气外浮，而见轻微发热，而无其他症状，此乃营卫暂时失于调和，一般可自行消退，属正常生理现象。

二、病因病机

引起产妇发热的原因很多，但治病机理与产后"正气易虚，易感病邪，易生瘀滞"的特殊生理状态密切相关。主要病因病机有感染邪毒，正邪交争；外邪袭表，营卫不和；阴血骤虚，阳气外散；败血停滞，营卫不通。

三、诊断要点

（一）临床表现

产褥期内，尤以新产后出现以发热为主，表现为持续发热。或突然寒战高热，或发热恶寒，或乍寒乍热，或低热缠绵等症状。若产后 24 小时至 10 天内出现体温≥38℃，大多数情况下表示有产褥感染。除发热外，常伴有恶露异常和小腹疼痛，尤其是恶露异常。

（二）检查

（1）妇检：软产道损伤，局部可见红肿化脓。盆腔呈炎性改变，恶露秽臭。

（2）血常规：见白细胞总数及中性粒细胞升高。

（3）宫腔分泌物或血培养可找到致病菌。

（4）B超：见盆腔有液性暗区，提示有炎症或脓肿。

（5）彩色多普勒、CT、磁共振等检查，能对感染形成的包块、脓肿及静脉血栓做出定位和定性。

产后发热的关键是早期诊断，以排除感染邪毒证，因此证最急最重，危及生命。

四、中医脐疗及穴位敷贴法

1. 外感邪毒型

【穴位】 涌泉、神阙。

【组成】 桂枝 50 g，竹叶、白薇、山栀子、黄连各 15 g，大黄、赤芍、黄芩、丹参各 20 g。

【制法】 上药共为粗末，分装 2 个纱布袋内，略撒点酒。

【用法】 将纱布袋放在锅内蒸半小时，取出后当温度适合皮肤温度时，放在双侧涌泉，神阙穴，在外敷前先将穴位表皮上涂上香油以免药物刺激皮肤。

【附记】 引自 1996 年《新中医》。

2. 血瘀型

【穴位】　神阙、肾俞。

【药物】　当归 20 g，红花 10 g，姜炭 10 g，肉松，益母草 15 g 等。

【制法】　以上药物磨成细末，用酒调和。

【用法】　外敷至肚脐或肾俞。

【附记】　引自 2011 年《中医中药指南》。

第十七节　产后身痛

一、概述

产褥期内，出现肢体、关节酸痛、麻木、重著者，亦称"产后身痛，产后关节痛"。

二、病因病机

本病的发病机制，主要是产后营血亏虚，经脉失养或风寒湿邪乘虚而入，稽留关节、经络所致。

三、诊断要点

（一）临床表现

肢体关节酸痛、麻木、重著，恶风畏寒，关节活动不利，甚则关节肿胀。病久不愈者可见肌肉萎缩，关节变形。

（二）检查

1. 血常规＋血沉＋C 反应蛋白。

2. 抗"O"＋类风湿因子 RF。

3. 血气分析＋血钙。

4. 关节 X 线检查。

四、中医脐疗及穴位敷贴法

【穴位】　第 1 组：肺俞、至阳、膈俞、肾俞、足三里。

第 2 组：外关、气海、关元、血海、足三里。

【组成】　玄胡、细辛、麻黄各4份，甘遂、白芥子各2份，冰片、樟脑各1份。

【制法】　共研细末，用生姜汁调成膏状。

【用法】　用防过敏胶布，将贴片固定于单组穴位4~6小时。每隔7天敷贴1次，在三伏期间2组穴位交替敷贴。

【附记】　引自2011年《针灸临床杂志》。

第十八节　产后恶露不尽

一、概述

产后恶露持续3周以上，仍淋漓不尽者，称为"产后恶露不尽"，有称"恶露不绝"。

二、病因病机

主要病机为冲任为病，气血运行失常。

三、诊断要点

（一）临床表现

素体虚弱、多胎、滞产及多次流产史。分娩24小时以后至产后6周之间发生的子宫出血。产后恶露持续3周仍淋漓不止，小腹或坠或胀或痛。亦可表现为急骤大量出血，伴血块排出。患者可伴有寒战、低热、贫血等。

（二）检查

（1）妇检：可扪及子宫增大、变软，宫口松弛，伴有感染者子宫明显压痛。

（2）血常规＋CRP，血HCG。

（3）阴道超声：明确是否有胎盘、胎膜残留。

（4）阴道分泌物培养＋药敏。

（5）病理检查：有宫腔残留者刮出物送病理检查。

四、中医脐疗及穴位敷贴法

1. 刘氏穴位敷贴法

【穴位】　气海、关元。

【组成】　当归 24 g、川芎 9 g、枳壳 12 g、桃仁、制香附、苏木、元胡各 6 g、附片、艾叶 各 10 g。

【制法】　将上述各种药物充分混合后，研磨呈粉末状，加益母草药膏混合调成糊状。

【用法】　选择产妇的气海穴、关元穴，按摩 5 分钟，并将上述药物敷贴于患者穴位上，12 小时后每隔 3 小时换药 1 次，连续使用 3 天。

【附记】　引自 2015 年《中国临床研究》。

2. 焦氏穴位敷贴法

【穴位】　气海、关元、三阴交。

【组成】　王不留行 30 g。

【制法】　将药物研磨成粉，加入 75％乙醇，配成糊状。

【用法】　敷贴用微波炉加温热贴于气海穴、关元穴，指法按摩 5 分钟，于 12 小时后，每间隔 3 小时更换一次，使用 3～4 天。剖宫术初产妇在产后 2 小时将中药敷贴贴于三阴交穴，12 小时后间隔 3 小时更换一次，使用至出院后 5～6 天。

【附记】　引自 2015 年《中国药物经济学》。

第十九节　产后子宫切口愈合不良

一、概述

产后恶露时间延长甚则恶露数月不尽，常伴腹痛或子宫下段处压痛。超声表现为切口隆起明显边缘模糊，肌壁内回声增强，呈轮廓不清之模糊团块回声，少数可见不规则回声区，或子宫肌壁与膀胱反折间可见不规则低回声或无回声。

二、病因病机

本病的主要病机为冲任为病，气血运行失常。

三、诊断要点

（一）临床表现

产后恶露时间延长甚则恶露数月不尽，淋漓不尽，常伴腹痛或子宫下段处压痛。超声诊断可以确诊。

（二）检查

（1）妇检：宫颈口有陈旧性血液流出，子宫偏大，质软，子宫下段处压痛。

（2）血 HCG

（3）阴道 B 超。

四、中医脐疗及穴位敷贴法

【组成】 大黄 30 g、芒硝 15 g、冰片 15 g。

【制法】 以上药物研碎成粉，装入自制的纱布袋中，在 75% 医用酒精浸泡 1～2 小时后取出，室温放置 15 分钟。

【用法】 在切口敷料处铺 3 层纱布，将装有中药粉末的纱布袋轻置于纱布层上，中药敷贴袋每天更换 1 次，共进行 2 周。

【附记】 引自 2018 年《安徽医药》。

第二十节　产后汗证

一、概述

产后汗证包括产后自汗和产后盗汗两种。产妇于产后出现涔涔汗出，持续不止者，为"产后自汗"；若寐中汗出湿衣，醒来即止者，为"产后盗汗"。自汗、盗汗，均是在产褥期内汗出过多，日久不止为特点，统称为产后汗证。

不少妇女产后汗出较平时为多，尤以进食、活动后或睡眠时为著。此因产后气血骤虚、腠理不密所致，可在数天后营卫自调而缓解，不作病论。

二、病因病机

主要病机为产后耗气伤血，气虚阳气不固，阴虚内热破汗外出。

三、诊断要点

（一）临床表现

本病以产后出汗量过多和持续时间长为特点。产后自汗者，白昼汗多，动则益甚；产后盗汗者，寐中汗出，醒后即止。

（二）检查

对于盗汗疑有肺结核者，应进行肺部 X 线检查。

四、中医脐疗及穴位敷贴法

1. 气虚型

【穴位】　神阙。

【组成】　黄芪、五倍子、防风、白术。

【制法】　将以上药物研成粉末状，调入适量蜂蜜及鸡蛋清和制成饼状。

【用法】　敷于患者脐部，维持 4～6 小时，每天 1 次，连续敷贴 10～14 天。

【附记】　引自 2017 年《现代医学与健康研究》。

2. 阴虚型

【穴位】　神阙。

【药物】　煅牡蛎、煅龙骨、白矾。

【制法】　将以上药物研成粉末状，调入适量蜂蜜及鸡蛋清和制成饼状。

【用法】　敷于患者脐部，维持 4～6 小时，每天 1 次，连续敷贴 10～14 天。

【附记】　引自 2017 年《现代医学与健康研究》。

第二十一节　产后腹痛

一、概述

产妇在产褥期内，发生与分娩或产褥有关的小腹疼痛，为产后腹痛。其中因瘀血引起者，称"儿枕痛"，本病以新产后多见。

二、病因病机

主要病机是气血运行不畅，不荣则痛或不通则痛。

三、诊断要点

（一）临床表现

新产后至产褥期内出现小腹部阵发性剧烈疼痛，或小腹隐隐作痛，多日不解，不伴寒热，常伴有恶露量少，色紫黯有块，排出不畅；或恶露量少，色淡红。

（二）检查

（1）腹部触诊：腹痛时，下腹部科触及子宫呈球状硬块，或腹部柔软，无块。

（2）实验室检查多无异常。

（3）B超：提示宫腔可正常或少量胎盘、胎膜残留，若合并感染，可见站连带。

四、中医脐疗及穴位敷贴法

【穴位】 神阙。

【组成】 丹参 12 g、当归 10 g、红花 10 g、土鳖虫 6 g、三七 8 g、白芷 10 g、大黄 10 g、生薏仁 15 g、白术 15 g、川续断 15 g、淫羊藿 10 g、木香 6 g、冰片 2 g。

【制法】 上述药材共为细末，每次取适量兑入温水及陈醋调至糊状。

【用法】 神阙穴敷贴，每天 2 次，3 天为 1 个疗程。

【附记】 引自 2012 年《中外医疗》。

第二十二节　产后乳腺病

乳　痈

一、概述

哺乳期内，产妇乳胀结块，或伴低热者，称乳痈。

二、病因病机

乳汁郁积，乳络不通是发病主要原因。

三、诊断要点

（一）临床表现

双乳可扪及一个或散在多个硬结，触痛，或乳头伴有脓痂。伴有低热、乳房局部包块红肿，波动感，触痛明显。

（二）检查

（1）发热者，血常规＋CRP。

（2）乳腺 B 超。

四、中医脐疗及穴位敷贴法

【穴位】 膻中、乳根。

【组成】 蒲公英。

【制法】 蒲公英研磨成粉末，加蜂蜜和白凡士林调制成糊状。

【用法】 贴于相应穴位，每天 6～8 小时。

【附记】 引自 2016 年《护理学报》。

缺　乳

一、概述

产后乳汁甚少，或全无，称缺乳。

二、病因病机

主要病机为乳汁生化不足或乳络不畅。常见病因有气血虚弱、肝郁气滞、痰浊阻滞。

三、诊断要点

（一）临床表现

乳腺发育正常，乳房柔软无胀痛，乳汁甚少或全无。亦有原本泌乳正常，突然情志过度刺激后缺乳者。

（二）检查

（1）虚证者，乳房柔软，不胀不痛，挤出乳汁点滴而下，质稀。

（2）实证者，乳房胀满而痛，挤压乳汁疼痛难出，质稠。虚实夹杂者，乳房胀大而柔软，乳汁不多。

四、中医脐疗及穴位敷贴法

【穴位】 足三里、乳根、膻中、少泽、气海穴、关元。

【组成】 当归 15 g、川芎 10 g、桃仁 9 g、红花 15 g、益母草 30 g、枳壳 30 g、川厚朴 15 g、木香 10 g、川牛膝 30 g、吴茱萸 6 g、小茴香 9 g、乌药

15 g。

【制法】 上述药物充分混合后，研磨成粉末状，加益母草药膏混合调制成糊状，取 5 g 的药膏均匀放置于专门制作的药贴中心，中心直径为 3 cm。

【用法】 产后 2 小时，产妇取平卧位，将药贴分别贴于产妇相应穴位 12 小时后，每隔 3 小时换药 1 次，连续使用 4 天。

【附记】 引自 2018 年《中医药临床杂志》。

第二十三节 慢性盆腔炎

一、概述

女性慢性盆腔炎是指内生殖器（包括子宫、输卵管、宫旁结缔组织及盆腔腹膜）的炎症，既可局限于女性身体的某个部位，也可以涉及整个内生殖器。如果病变仅局限于输卵管及卵巢时，通常称为附件炎。慢性盆腔炎主要表现为下腹坠胀疼痛，腰骶疼痛，有时伴有肛门坠胀不适，常在劳累、性交后、排便时及月经前后加重。另外，还可能伴有尿频、白带增多、月经异常、痛经及不孕等症状。慢性盆腔炎在中国医学中相当于"热疝""症瘕""带下"等病症范畴。

二、病因病机

经行产后，胞门未闭，正气未复，风寒湿热，或虫毒之邪乘虚内侵，与冲任气血相搏结，蕴积于胞宫，反复进退，耗伤气血，虚实错杂，缠绵难愈。

三、诊断要点

（一）临床表现

全身症状多不明显，有时可有低热，易感疲劳。病程时间较长，部分患者可有神经衰弱症状。慢性炎症形成的瘢痕粘连以及盆腔充血，可引起下腹部坠胀、疼痛及腰骶部酸痛，常在劳累、性交、月经前后加剧。由于盆腔瘀血，患者可有月经增多，卵巢功能损害可有月经失调，输卵管粘连阻塞时可致不孕。

（二）检查

阴道可能充血，并有脓性分泌物，穹隆有触痛。宫颈举痛或者子宫压痛或者附件压痛。

四、中医脐疗及穴位敷贴法

1. 消癥散加减

【组成】 五加皮 15 g，独活 10 g，没药 10 g，乳香 10 g，防风 15 g，羌活 15 g，当归 15 g，桑寄生 15 g，钻地枫 10 g，川椒 10 g，赤芍 15 g，白芷 15 g，川断 15 g，千年健 10 g，红花 10 g，艾叶 10 g，血竭 10 g，透骨草 15 g。

【制法】 将基本方药物加工，共研细末过 10 目筛，装入 20 cm×40 cm 纯棉布袋。

【用法】 将药袋隔水蒸 30 分钟，趁热外敷于病患病位，药袋上覆盖一层保鲜膜，患者盖被保温，热敷时间为 30 分钟至 60 分钟，每天 2 次，使用后置于阴凉或冰箱冷藏，次日待用，1 剂连用 5 天，10 天为 1 个疗程。

【附记】 引自 2011 年《中医外治杂志》。

2. 外敷包

【组成】 透骨草 15 g、千年健 10 g、土鳖虫 10 g、防风 10 g、桂枝 10 g、乳香 10 g、没药 10 g、当归 10 g、丹参 15 g、白芷 15 g、羌活 10 g、川椒 10 g、艾叶 20 g、红花 10 g、血竭 10 g、五加皮 10 g。

【制法】 将上述中药烘干，粉碎混匀，用棉料布袋装成 15 cm×20 cm 的规格大小，每袋重量为 180 g。

【用法】 用 1～2 包药，稍打湿，于电饭煲内蒸 10 分钟，取出，稍冷后，撒少量普通白酒，将药包敷于小腹上，外盖一塑料布保湿，敷药时间 0.5～2 小时，第二天至第五天用原药再蒸，按同法敷药，五天后换药，用药方法同上。

【附记】 引自 2007 年《中药材》。

3. 定痛膏合复方化毒散膏

【组成】 （定痛膏）乳香、透骨草、没药、血竭、红花、当归；（复方化毒散膏）蟅虫、生大黄、马齿苋、败酱草、赤芍、冰片、雄黄、绿豆、薄荷。

【制法】 院内传统自制定痛膏及复方化毒散膏，将两者按 1∶1 比例调匀。

【用法】 敷于纱布之上敷贴于下腹痛重处。

【附记】 引自 2010 年《北京中医药》。

4. 脐部热敷法

【穴位】 神阙。

【组成】 蒲公英 20 g、败酱草 30 g、白花蛇舌草 15 g、生薏仁 20 g、益母草 12 g、三棱 9 g、莪术 9 g、乌药 10 g、昆布

10 g、海藻 10 g、香附 10 g。

【制法】 将上药加适量水煎煮 2 次，将药渣装入小布袋中。

【用法】 加热敷在脐上，时间 30 分钟左右。

【附记】 引自 2008 年《现代中西医结合杂志》。

第二十四节　不　孕　症

一、概述

夫妇同居一年以上未避孕不能受孕称不孕症。既往从未妊娠称原发不孕，曾有过正常或异常妊娠者为继发不孕。

二、病因病机

主要病因病机为肾虚、肝气郁结、瘀滞胞宫、痰湿内阻。

三、诊断要点

(一) 临床表现

有月经史、婚姻史、性生活史、分娩史、流产史、过去史及手术史。

(二) 检查

1. 妇科检查

外阴、阴道，宫颈有无炎症，子宫大小，盆腔有无炎症、包块、肿瘤、内膜异位症。

2. 辅助检查

(1) 精液常规检查：正常精液 2～6 ml，pH 值为 7.2～7.8，液化<20 分钟，计数不小于 2 000 万/ml，活率>50%，畸形<30%，白细胞<10 个/高倍视野。

(2) 卵巢功能测定：①基础体温；②子宫颈黏液检查；③子宫内膜活检。

(3) 激素测定：

闭经、月经不规则者取血测定血清促尿促卵泡素（FSH）、促黄体素（LH）、泌乳素（PRL）雌二醇 E、黄体酮 P、睾酮 T 水平。

(4) 输卵管通畅试验。

(5) 性交后试验。

以上检查正常可在估计排卵前性交后试验，其禁欲 5～7 天，清晨性交后臀高位卧床 30～60 分钟，2 小时内查宫颈黏液，每高倍视野 10～15 个活动精子为正常。

（6）免疫学检查。

（7）染色体核型分析。

习惯性流产者及 IVF（体外授精）不能受精夫妇双方均应做此检查。

四、中医脐疗及穴位敷贴法

1. 通管胤嗣丹（输卵管炎致不孕症之血瘀证）

【穴位】　神阙。

【药物】　益母草 30 g、制乳香 30 g、制没药 30 g、红花 30 g、炒穿山甲 20 g、元胡 30 g、川芎 30 g、柴胡 20 g、干姜 20 g、肉桂 20 g、小茴 15 g。

【制法】　上药共为细末，瓶装备用，临用时取药末 10 g，以酒调成糊状。

【用法】　涂以神阙穴，外盖纱布，胶布固定，3 天换药 1 次，10 次为一疗程。经期不停药，6 个疗程后统计疗效。

【附记】　引自 2005 年《中医外治杂志》。

2. 外敷包（输卵管阻塞不孕症）

【组成】　鱼腥草 30 g、连翘 30 g、红藤 20 g、益母草 20 g、丹参 20 g、皂角刺 15 g、路路通 15 g、生甘草 10 g。

【制法】　上述中药 1 剂装入白色布袋中，并喷适量水在布袋上，隔水蒸沸 30 分钟。

【用法】　适温后外敷在患侧腹部及腰骶部，每晚 1 次，1～3 小时，期间用热水袋加温。月经干净 3～5 天后即开始敷药，连续外敷 10～15 次。

【附记】　引自 2005 年《中华中医药杂志》。

3. 通管外敷散

【组成】　透骨草 100 g、白花蛇舌草 30 g、忍冬藤 30 g、红藤 30 g、石见穿 15 g、威灵仙 15 g、地鳖虫 12 g、路路通 15 g、鸡血藤 20 g、白芷 12 g、川椒 10 g、生艾叶 100 g、千年健 15 g。

【制法】　将药纳入布袋中，蒸 30 分钟。

【用法】　置于两侧输卵管部位热敷，每次 40 分钟，每天 2 次，15 天为 1 个疗程，经期停用。

【附记】　引自 2003 年《中医研究》。

4. 促黄祈嗣丹

【穴位】　神阙。

【**药物**】 山萸肉 30 g、熟地 30 g、山药 30 g、白芍 30 g、甘草 10 g、龟板 30 g、干姜 1 g。

【**制法**】 上药共为细末，瓶装备用，临用时取药末 10 g。

【**用法**】 以温水调成糊状，涂以神阙穴，外盖纱布，胶布固定。月经第 5 天开始用药，30 天换药 1 次，8 次为 1 个疗程，共治疗 10 个疗程。

【**附记**】 引自 2004 年《中医外治杂志》。

第二十五节　宫腔粘连

一、概述

宫腔粘连多因人工流产刮宫过度或产后、流产后出血刮宫损伤子宫内膜所致。

二、病因病机

肾虚血瘀为其主要病因病机。

三、诊断要点

（一）临床表现

（1）月经异常：月经异常主要表现为刮宫术后月经减少或闭经。

（2）腹痛：部分患者还可伴有周期性的下腹疼痛，这可能与子宫颈管或子宫内口粘连，经血引流不畅，反射性地刺激子宫收缩而导致下腹疼痛有关。

（3）生育功能障碍：主要表现为不孕或习惯性流产。据统计，子宫内粘连症的患者中约 50％有继发性不孕或习惯性流产的病史。

（4）子宫轻压疼痛：其他宫腔粘连若无宫腔积血，查体多无异常体征。但如合并宫腔积血，查体可发现子宫增大饱满，轻压痛，有时可合并宫颈举痛。B 超检查宫腔内膜线中断，内膜菲薄，宫腔内可有液性暗区。

（二）检查

（1）宫腔镜检查。

（2）三维 B 超检查（月经干净后 3 天左右）。

（3）子宫输卵管碘油造影。

四、中医脐疗及穴位敷贴法

【药物】　乳香、没药、土贝母、土茯苓、土鳖虫、九香虫、水蛭、虎杖、马鞭草等。

【制法】　上述中药研粉装布包。

【用法】　经期加热外敷包敷于下腹部。

【附记】　引自 2016 年《湖南中医杂志》。

第二十六节　盆腔包块

一、概述

妇女下腹有结块，或胀，或满，或痛者，称为"癥瘕"。癥与瘕，按其病变性质有所不同。癥，坚硬成块，固定不移，推揉不散，痛有定处，病属血分；瘕，痞满无形，时聚时散，推揉转动，痛无定处，病属气分。但就其临床所见，每有先因气聚，日久则血瘀成瘕，因此不能把它们截然分开，故前人每以瘤瘕并称。

二、病因病机

主要病因病机为气滞血瘀、痰湿瘀结、湿热瘀阻和肾虚血瘀。

三、诊断要点

(一)临床表现

月经周期间隔缩短，持续日期加长或不规则阴道出血，月经量多或伴有血块；有尿频或排尿，排便困难等压迫症状；自觉下腹部有肿物。

(二)检查

1. 妇科检查

全身有无高血压、贫血、下腹部触及肿物。注意子宫颈宽窄，子宫呈均匀性或不规则增大，或在子宫前后壁有圆形、质硬之突起，活动肿物时子宫随之移动。

2. 辅助检查

(1)探针试验：探测宫腔大小与宫外肿瘤相鉴别。

（2）对月经不规则者应常规分段诊刮了解有无病变，排除子宫内膜癌，对黏膜下肌瘤应与宫颈癌相鉴别。

（3）超声波检查。

（4）血尿常规，血型，肝肾功能，胸片，宫颈刮片，心电图，必要时查尿HCG 排除妊娠。

四、中医脐疗及穴位敷贴法

【组成】 当归、赤芍药、穿山甲、丹参、鸡血藤、莪术、红花各 12 g，水蛭 6 g。

【制法】 共研粗碎末，以少量的醋和水混匀，做 1 个内层为纱布、外层为厚布的腹带，把药饼放入夹层。

【用法】 外敷小腹，每天 24 小时佩带。每天用热宝加热 1 次药袋 30 分钟，并在药饼上点 1 次醋。

【附记】 引自 2010 年《河北中医》。

第三章
儿科疾病脐疗及穴位敷贴疗法

第一节　反复呼吸道感染

一、概述

反复呼吸道感染是以上呼吸道感染、扁桃体炎、支气管炎及肺炎在一段时间内反复发生、经久不愈为主要临床特征的小儿肺系疾病。反复呼吸道感染患儿简称"复感儿"。

二、病因病机

小儿反复呼吸道感染多因正气不足，卫外不固，造成屡感外邪、邪毒久恋，稍愈又作，形成往复不已之势。

三、诊断要点

（1）＜2岁儿童，每年呼吸道感染≥12次，其中支气管炎≥3次，肺炎咳喘≥2次。2～5岁小儿，每年呼吸道感染≥10次，其中支气管炎≥2次，肺炎咳喘≥2次。5～14岁小儿，每年呼吸道感染≥9次，其中支气管炎≥2次，肺炎咳喘≥2次。

（2）若按半年计算，则要求呼吸道感染≥6次，其中下呼吸道感染≥3次（其中肺炎喘嗽≥1次）。

四、中医脐疗及穴位敷贴法

【主穴】　肺俞、心俞、膈俞、定喘、天突、膏肓。

【配穴】 合谷、大椎、百劳、脾俞、肾俞。

【组成】 白芥子、细辛、延胡索、甘遂、肉桂、鲜姜汁。

【制法】 将上述药物烘干研成细末，用鲜姜汁调制成稠膏状，做成数个直径为 2 cm、厚约 0.5 cm 大小的药饼，备用。

【用法】 先取艾条用温和灸主穴每穴灸 5～10 分钟，以皮肤红晕为度，再将备好的药饼置于透气敷贴片中，贴于所选不同穴位，每穴 1 片，用胶布固定。敷贴时间为每年农历初、中、末伏的第 1 天，在晴天中午前后贴治为最佳，如遇阴天则可推迟几日，尽量在气候较热的时间内即可。一般连续贴治 3 年为 1 个疗程。1～3 岁贴 1.5 小时，3～5 岁贴 2 小时，5～8 岁贴 2.5 小时，＞12 岁贴 4 小时。

【附记】 引自 2004 年《现代中西医结合杂志》、2007 年《湖南中医杂志》、2010 年《中国中医药信息杂志》。

第二节 肺 炎 喘 嗽

一、概述

肺炎喘嗽是以气喘、咳嗽、咯痰痰鸣、发热为主症的肺系疾病。

二、病因病机

小儿肺炎喘嗽发生的原因，有外因和内因两大类。外因责之于感受风邪，小儿寒温失调，风邪夹热或夹寒外袭而为病，其中以风热为多见，也可由其他疾病如麻疹、水痘等传变而来。内因责之于小儿肺气虚弱，卫外不固，如先天禀赋不足，或后天喂养失宜，久病不愈，病后失调，则致正气虚弱，卫外不固，腠理不密，易为外邪所感。

三、诊断要点

（一）临床表现

（1）发病较急，轻症仅有发热咳嗽，喉间痰鸣，重症则呼吸急促，鼻翼翕动。

（2）病情严重时，痰壅气逆，喘促不安，烦躁不宁，面色苍白，唇口青紫发绀。

（3）初生儿患本病时，常见不乳、神萎、口吐白沫，可无上述典型证候。

（二）检查

（1）肺部听诊可闻细湿啰音，如病灶融合，可闻及管状呼吸音。

（2）X线检查见肺纹理增多、紊乱，肺部透亮度降低或增强，可见小片状、斑片状阴影，也可出现不均匀的大片状阴影。

（3）实验室检查，细菌引起的肺炎，白细胞总数较高，中性粒细胞增多，若由病毒引起，白细胞总数减少，稍增或正常。

四、中医脐疗及穴位敷贴法

1. 脐疗（风热犯肺型）

【穴位】　神阙。

【组成】　半枝莲、桔梗、枳壳、炒谷芽、蛇莓、马鞭草。

【制法】　选用免煎中药颗粒制剂，备用。

【用法】　先用75%酒精消毒神阙穴，适量温水调化药物后敷于脐部神阙，用胶布贴固定，16小时后取下，休息8小时后更换药物。

【附记】　引自2013年山西中医学院论文《"清肺敷脐散"辅助治疗滞热型体质小儿肺炎喘嗽疗效观察》。

2. 穴位敷贴

（1）风寒闭肺型。

【穴位】　肺俞、膻中、天突、大椎。

【组成】　白芥子。

【制法】　将白芥子制成中药硬膏，备用。

【用法】　将中药硬膏贴于每穴，每次贴6～8小时，每天1次，连敷5天。

【附记】　引自2015年湖南中医药大学论文《中药硬膏穴位敷贴佐治小儿肺炎（风寒闭肺症）的疗效观察》。

（2）风热闭肺型。

【穴位】　肺俞、大椎、天突。

【组成】　金银花、黄芩、鱼腥草、白芥子各10 g。

【制法】　将上述药物按1∶1∶1∶1的比例分别研细末混合均匀，以凡士林将药粉调成糊状，做成直径约1 cm的圆饼状，纱布包裹，备用。

【用法】　将纱布包裹的药饼置于所选穴位上，用胶布固定，每天敷贴1次，每次2小时，连敷10天。

【附记】　引自2012年《中医儿科杂志》。

（3）痰热闭肺型。

【穴位】 中府、周荣。

【组成】 乳香、没药、樟脑、天花粉、浙贝母、生天南星、黄芩、葶苈子。

【制法】 将上述药物等份研末，过 80 目筛后，用食醋调成糊状，做成贴片，备用。

【用法】 将贴片贴于所选穴位，用胶布固定，每天 1 次，每次 4～6 小时，5 天为 1 个疗程。

【附记】 引自 2015 年《湖南中医杂志》。

（4）肺脾气虚型。

【穴位】 足三里、肺俞、脾俞。

【药物】 防风、白术。

【制法】 将上述药物等量制成膏剂，每穴 1 次用药约 1 g，制成约 1 cm×1 cm，厚约 0.3 cm 的药饼，备用。

【用法】 将药饼置于医用止血贴中央，分别贴于双侧所选药物，每天上午贴 2～4 小时，每天 1 次。

【附记】 引自 2011 年广州中医药大学论文《穴位敷贴辅助治疗气虚体质型肺炎喘嗽疗效观察》。

第三节　感　冒

一、概述

感冒，俗称"伤风"，是小儿常见的外感疾病，主要由于感受外邪所致，临床表现以发热恶寒、鼻塞流涕、喷嚏等症为主，多兼咳嗽，可伴呕吐、腹泻，或发生高热惊厥；四时均有，多见于冬春，常因气候骤变而发病，一般症状较轻，预后较好。

二、病因病机

小儿感冒发生的原因，以感受风邪为主，病机关键为肌表失疏，肺气失宣。小儿感冒病变常累及于脾、心、肝，出现夹痰、夹滞、夹惊的兼夹证。

三、诊断要点

(一) 临床表现

(1) 气候骤变，冷暖失调，或与感冒病人接触，有感受外邪病史。

(2) 发热、恶寒、鼻塞流涕、喷嚏、微咳、头痛、全身酸痛等为主症。

(3) 感冒伴兼夹证者，可见咳嗽加剧，喉间痰鸣；或脘腹胀满，不思饮食，呕吐酸腐，大便失调；或睡卧不宁，警惕抽搐。

(二) 检查

(1) 血常规：病毒感染者，白细胞总数正常或偏低；合并细菌感染者，白细胞总数及中性粒细胞增高。

(2) 病原学检查：鼻咽部分泌物病毒分离或桥梁酶标法检测，可作病毒学诊断。咽拭子培养可有病原菌生长；链球菌感染者，血中抗链球菌溶血素"O"(ASO) 滴度增高。

四、中医脐疗及穴位敷贴法

1. 脐疗

(1) 风寒感冒型。

【穴位】　神阙。

【药物】　胡椒 15 g、丁香 10 g、淡豆豉 30 g、葱白 20 g。

【制法】　将前 3 种药物共研成细末，临用时加入葱白共捣成膏状，备用。

【用法】　将药膏敷于脐部，以消毒纱布覆盖，并用胶布固定，为增强疗效，还可取药膏 10 g，分别涂于两手掌心，并用纱布、胶布固定，每天用药 2 次，每次 4～6 小时。

【附记】　引自 2007 年《医药养生保健报》。

(2) 风热感冒型。

【穴位】　神阙。

【药物】　板蓝根、生石膏、连翘、薄荷、淡豆豉各 10～15 g，葱白、蜂蜜、鸡蛋清各适量。

【制法】　将前 5 味药物共碾为细末，取药末适量与葱白共捣烂如泥状，继取鸡蛋清、蜂蜜调匀，再与药泥调拌和匀，制成一个圆形小药饼，备用。

【用法】　把药饼加热，乘热填于脐孔中，以指按平，外用纱布一块覆盖，胶布贴紧，每天换药 1 次，贴药后可食热粥以助发汗。

【附记】　引自 1997 年《河南中医药学刊》。

2. 穴位敷贴

【穴位】 肺俞、膏肓、心俞、大椎。

【药物】 白芥子净末 1 两、延胡索 1 两、甘遂、细辛各半两，生姜汁 40 ml，甘油 60 ml。

【制法】 将白芥子、延胡索、甘遂、细辛共研为细末，过 100 目筛，将药粉混匀。再将生姜汁 40 ml、甘油 60 ml、药粉 120 g 的比例调成糊状，备用。

【用法】 将调制好的药膏涂于 4 cm×4 cm 的纱布上置于所选穴位，并用胶布固定，每天 1 次，每次 4～6 小时。

【附记】 引自 2009 年《中国中医药现代远程教育》。

第四节　咳　　嗽

一、概述

咳嗽是以咳嗽阵作为主症的肺系疾病。有声无痰为咳，有痰无声为嗽，有声有痰谓之咳嗽。

二、病因病机

小儿咳嗽发生的原因，有外因和内因之分。外因责之于感受外邪，其中又以感受风邪为主。内因责之于肺脾虚弱，痰自内生。病机关键为肺失宣肃。

三、诊断要点

（一）临床表现

（1）好发于冬春二季，常因气候变化而发病。

（2）病前多有感冒病史。

（3）咳嗽为主要临床症状。

（二）检查

（1）肺部听诊：两肺呼吸音粗糙，或可闻及干啰音或不固定的粗湿啰音。

（2）X 线摄片或透视检查：胸片显示肺纹理增粗模糊，肺门阴影增深。

（3）血常规：病毒感染者血白细胞总数正常或偏低；细菌感染者血白细胞总数及中性粒细胞增高。

（4）病原学检查：取鼻咽或气管分泌物标本作病毒分离或桥联酶标法检测，有助于病毒学的诊断。血肺炎支原体抗体 IgG、IgM 检测用于肺炎支原体感染诊断。痰细菌培养，可作为细菌学诊断。

四、中医脐疗及穴位敷贴法

1. 脐疗

【穴位】　神阙。

【药物】　桑白皮、百部、前胡、炙紫菀、炙款冬花、白前各等份，炒苦杏仁用量稍少，为前者 3/5 份。

【制法】　将上述药物研磨成粉末，以醋调和成膏状，备用。

【用法】　将药膏涂于纱布，固定于脐部，每天贴 2 贴，1 次 6～8 小时，两次用药之间至少间隔 2 小时以上。

【注意事项】　注意患儿皮肤有无过敏等不耐受的情况发生，如有皮肤变红、瘙痒、疼痛等不适的情况发生，需及时取下脐贴，缩短其敷脐时间。

【附记】　引自 2017 年《中国民族民间医药》。

2. 穴位敷贴

（1）风寒咳嗽型。

【主穴】　肺俞。

【配穴】　大椎、风门、脾俞。

【药物】　麻黄、白芥子、紫苏子。

【制法】　将上述药物用麻油煎熬后去渣，加黄丹配制成膏状，在油皮纸上摊成 3 cm×3 cm，备用。

【用法】　清洁局部皮肤并保持干燥，先艾灸（雀啄灸）肺俞 5 分钟，然后于所选穴位敷贴，用胶布固定，每天 1 次，连贴 10 天为 1 个疗程，可连续治疗 2～3 个疗程。

【注意事项】　敷贴时间不宜过长，<3 岁贴 4 小时，3～5 岁贴 6 小手，>5 岁贴 8～10 小时。以不出汗或微汗为宜，防止膏药脱落。忌冷风直接吹。忌生冷油腻之品，多饮温开水以助疗效。

【附记】　引自 2009 年《护理学杂志》。

（2）风热咳嗽型。

【穴位】　天突、大椎、膻中（咳嗽气促明显或喘者可加肺俞、定喘）。

【药物】　麻黄 3 g、蝉蜕 6 g、百部 10 g、大青叶 15 g、杏仁 10 g、金银花 10 g、连翘 10 g、射干 6 g、石膏 30 g、僵蚕 10 g、紫菀 6 g、细辛 3 g、栀子

10 g。

【制法】 上述药物均选用配方颗粒,加入适量的开水或姜汁将中药颗粒进行调和,制成饼状,备用。

【用法】 将药饼置于纱布敷贴于穴位上,用胶布固定,每天 1 次,3 次为 1 个疗程。

【注意事项】 小儿皮肤过敏者慎用;胶布不能过紧,影响血液循环;敷贴时间不能太长,一般 6～8 小时,较小婴幼儿更短 3～6 小时;敷贴部位不宜沾水;皮肤破损者禁用;适用于 1～12 岁小儿。

【附记】 引自 2014 年《实用中医药杂志》。

(3)痰热咳嗽型。

【穴位】 天突、大椎、膻中、肺俞(咳嗽气促明显的加定喘)。

【药物】 百部 10 g、紫苏子 10 g、杏仁 10 g、射干 6 g、石膏 30 g、紫菀 6 g、细辛 3 g、栀子 10 g、葶苈子 10 g、胆南星 6 g、法半夏 6 g。

【制法】 上述药物均选用配方颗粒,加入适量的开水或姜汁将中药颗粒进行调和,制成饼状,备用。

【用法】 将药饼置于纱布敷贴于穴位上,用胶布固定,每天 1 次,3 次为一疗程。

【注意事项】 小儿皮肤过敏者慎用;胶布不能过紧,影响血液循环;敷贴时间不能太长,一般 6～8 小时,较小婴幼儿更短 3～6 小时;敷贴部位不宜沾水;皮肤破损者禁用;适用于 1～12 岁小儿。

【附记】 引自 2014 年《实用中医药杂志》。

第五节 哮 喘

一、概述

哮喘是小儿时期常见的一种反复发作的哮鸣气喘性肺系疾病。哮指声响言,喘指气息言,哮必兼喘,故通称哮喘。临床以发作性喉间哮鸣气促,呼气延长为特征,严重者不能平卧为特征。

二、病因病机

哮喘的病因既有外因，也有内因。内因责之于先天禀赋有异，素体肺、脾、肾三脏功能不足，痰饮留伏于肺，成为哮喘之夙根。外因责之于感受外邪，接触异物、异味以及嗜食咸酸等，其中感受外邪是最常见的诱因。

三、诊断要点

（一）临床表现

（1）常突然发病，发作之前，多有喷嚏、咳嗽等先兆症状。发作时不能平卧，烦躁不安，气急，气喘。

（2）有诱发因素，如气候转变、受凉受热或接触某些过敏物质。

（3）可有婴儿期湿疹史或家族哮喘史。

（二）检查

（1）肺部听诊，两肺满布哮鸣音，呼气延长。哮喘如有继发感染或为哮喘性支气管炎，可闻及粗大湿啰音。

（2）血象检查：支气管哮喘，白细胞总数正常，嗜酸性粒细胞可增高；伴肺部感染时，白细胞总数及中性粒细胞可增高。

四、中医脐疗及穴位敷贴法

1. 脐疗

【穴位】 神阙。

【药物】 防风、苍耳子。

【制法】 将上述药物烘干研细过筛，将药粉用渗透剂调成干湿适度的脐疗膏，备用。

【用法】 将脐疗膏放入神阙穴中，上面盖一玻璃纸，用胶布固定，每次24小时，每周1～3次，视病情而定，2周为1个疗程。

【附记】 引自1996年《江苏中医》。

2. 穴位敷贴

【穴位】 肺俞、脾俞、定喘、大椎、天突、膻中。

【药物】 白芥子、甘遂、黄芩、延胡索、细辛。

【制法】 将上述药物研成细末，加入姜汁调成膏状，制成直径为1～2 cm的药饼，备用。

【用法】 将药饼置于纱布贴于所选穴位，用胶布固定，敷贴时注意避开破溃、起泡及发红部位，每周敷贴 2 次，每次 2～4 小时，6～8 次为 1 个疗程。

【附记】 引自 2014 年《中国药业》、2010 年《中医儿科杂志》。

第六节　鹅　口　疮

一、概述

鹅口疮是以口腔、舌上布满白屑为主要临床特征的一种常见口腔疾病。因口腔满布白屑时状如鹅口，故名。又因其色白如雪片，故又称"雪口"。

二、病因病机

鹅口疮的发病，可由胎热内蕴，口腔不洁，感受秽毒之邪所致。其主要病变在心脾，因舌为心之苗，口为脾之窍，脾脉络于舌，若感受秽毒之邪，循经上炎，则发为口舌白屑之症。

三、诊断要点

（一）临床表现

（1）舌上、颊内、牙龈，或唇内、上腭散布白屑，可融合成片。重者可向咽喉等处蔓延，影响吮乳及呼吸。

（2）多见于新生儿、久病体弱儿，或长期使用抗生素者。

（二）检查

取白屑少许涂片镜检，可见真菌的菌丝及孢子。

四、中医脐疗及穴位敷贴法

【穴位】 涌泉。

【药物】 冰片 9 g、半夏 9 g、胆南星 9 g、巴豆 2 粒。

【制法】 将上述药物共研为细末，凉开水调和成糊状，备用。

【用法】 将药膏摊于清洁白棉布块上，敷贴于脚心之上（即涌泉穴），外用白棉布包扎，卧床休息 24 小时后取下。

【注意事项】 用药时间不宜过长，以免局部发红起泡，一般一次可痊愈，最多不超过 3 次。

【附记】 引自 1981 年《河南赤脚医生》。

第七节 儿童厌食

一、概述

厌食是以较长时期厌恶进食、食量减少为特征的一种小儿常见病症。

二、病因病机

本病多由喂养不当、他病伤脾、先天不足、情志失调引起，其病变脏腑主要在脾胃，病机关键为脾胃失健，纳化失和。

三、诊断要点

（1）长期不思进食，厌恶摄食，食量显著少于同龄正常儿童。

（2）可有嗳气、泛恶、脘痞；大便不调等症，或伴面色少华、形体偏瘦、口干喜饮等症，但精神尚好，活动如常。

（3）排除其他外感、内伤慢性疾病。

四、中医脐疗及穴位敷贴法

1. 敷脐疗法 1

【穴位】 神阙。

【药物】 党参、苍术、砂仁、甘松、藿香。

【制法】 将上述药物等份共研细末过筛，装瓶中密封，备用。

【用法】 每晚睡前先将脐部用温水洗净、擦干，然后取药粉 10 g，用适量陈醋调匀，稍等片刻，待呈褐色膏状时，塞入脐部，用胶布固定，次晨取下，每天 1 次，10 天为 1 个疗程。

【附记】 引自 2009 年《中国民间疗法》。

2. 敷脐疗法 2

【穴位】 神阙。

【药物】 桂心、小茴香、丁香各 50 g，冰片 25 g。

【制法】 将上述药物研磨成细粉，配米醋调成糊状，备用。

【用法】 帮助患儿取平卧位，用指揉法为其揉脐 100 次，以生理盐水棉签清洁脐部，取药膏涂敷于脐中，上覆盖小棉球，用透气胶布固定 10 小时。

【附记】 引自 2011 年《齐鲁护理杂志》。

3. 敷脐疗法 3

【穴位】 神阙。

【药物】 九香虫、丁香、白术、砂仁各 9 g，甘松 10 g，莱菔子、槟榔、藿香各 12 g，鹅不食草、苍术各 15 g。

【制法】 将上述药物研为细末，混匀，过 100 目筛，密闭保存，每次取 3～6 g 以食醋调为糊状，制成直径约 5 cm 药饼，备用。

【用法】 将药饼敷于脐上，盖上纱布，用大胶布固定，每天换药 1 次，连用 7 天为 1 个疗程，可治疗 2～3 个疗程。

【注意事项】 药物敷脐后避免患儿用手搔抓，防止敷药脱落；敷药期间，要注意观察患儿局部皮肤变化，若发现脐部发红、稍肿，予以停止敷药，用少量氟轻松涂抹，待脐部正常后续敷。

【附记】 引自 2012 年《浙江中医杂志》。

4. 敷脐疗法 4

【穴位】 神阙。

【组成】 炒神曲、炒麦芽、焦山楂各 10 g，炒莱菔子 6 g，炒鸡内金 5 g，枳实、白术、砂仁各 10 g。

【制法】 将上述药物研末，用醋调成药膏，备用。

【用法】 每次取适量药膏敷脐，用纱布、胶布固定，每天 1 次，连用 7 天为 1 个疗程。

【附记】 引自 2011 年《求医问药（下半月）》。

第八节 口 疮

一、概述

口疮是指以口腔内黏膜、舌、唇、齿龈、上腭等处发生溃疡为特征的一种小儿常见的口腔疾患。口疮发生于口唇两侧者，又称燕口疮；满口糜烂，色红作痛者，又称口糜。

二、病因病机

小儿口疮发生的原因有外因与内因，内因责之于素体积热或阴虚，外因责之于感受外邪。其发病与风热乘脾、心脾积热上熏，或阴虚火旺上攻口舌有关。由于脾开窍于口、舌为心之苗、肾脉连舌本、胃经络齿龈，故本病病变部位在心、脾胃、肾，病机关键是火邪灼伤口舌。

三、诊断要点

（一）临床表现

（1）齿龈、舌体、两颊、上颚等处出现黄白色溃疡点，大小不等，甚至满口糜烂，疼痛流涎。

（2）外感引起者，初起有时可见口腔疱疹，继则破溃成溃疡，常伴发热，颌下淋巴结肿大。

（3）发病多与发热疾患或饮食失调有关。

（二）检查

血常规可见白细胞总数及中性粒细胞增高，或正常。

四、中医脐疗及穴位敷贴法

1. 脐疗

【穴位】 神阙。

【药物】 细辛、丁香、肉桂。

【制法】 将上述药物按1：1：1的比例研细为末，用麻油调成糊状，均匀涂抹于10 cm×10 cm玻璃纸上，制成膏贴，备用。

【用法】 患儿取仰卧位，充分暴露脐部，先用75％酒精棉球对脐及周围皮肤常规消毒后，将调和好的中药敷于脐部，再用艾条灸10～15分钟，外敷以脐贴固定。每天换药1次，每次敷6小时，连用7天为1个疗程。

【附记】 引自2015年《西部中医药》。

2. 穴位敷贴1

【穴位】 涌泉。

【药物】 吴茱萸、鲜姜汁。

【制法】 将吴茱萸研为细末，用鲜姜汁调和，取直径约为 1 cm 药饼置于约 4 cm 方块胶布中央，备用。

【用法】 敷贴于双足心涌泉穴，4～6 小时后取下，每天贴 1 次，连用 7 天为 1 个疗程。

【附记】 裴引自 2008 年《实用中医药杂志》。

3. 穴位敷贴 2

【穴位】 涌泉。

【药物】 细辛、白芥子。

【制法】 将细辛、白芥子按 2∶1 的比例研末，加食醋调成糊状，装棕色玻璃瓶，备用。

【用法】 将制好的药糊贴于患儿双足涌泉穴，外用胶布固定，12 小时后取下，必要时隔日重复 1 次。

【附记】 引自 1998 年《针刺研究》。

第九节　小儿便秘

一、概述

便秘指大肠传导失常，导致大便秘结，排便周期延长，或周期不长，但粪质干结，排出艰难；或粪质不硬，虽有便意，但便而不畅的病症。

二、病因病机

便秘的常见病因有饮食因素、情志因素、热病伤津及正虚等因素。病机关键是大肠传导功能失常。

三、诊断要点

（1）不同程度的大便干燥，轻者仅大便前部干硬，重者大便全程干燥，或如羊屎状，或便条粗甚，类于成人。

（2）排便次数减少，间隔时间延长，常 2～3 天排便 1 次，甚者可达 6～7 天 1 次。

（3）虽大便间隔时间如常，但排便艰涩或时间延长，或便意频频，难以排出或排净。

（4）可伴有腹胀、腹痛、食欲不振、排便哭闹等症。可因便秘而发生肛裂、便血、痔疮。

（5）部分患儿左下腹部可触及粪块。

四、中医脐疗及穴位敷贴法

1. 实证便秘

【穴位】　神阙。

【药物】　大黄 60 g、芒硝 40 g、炒莱菔子 30 g、芦荟 60 g。

【制法】　将上述药物焙干研面，过细筛，每次取 2 g 药粉用香油调成糊状，备用。

【用法】　将制好的药膏敷贴神阙穴，以消毒纱布覆盖，胶布固定，每次敷贴 8～12 小时，每天 1 次，连用 5 天为 1 个疗程，停药 2～3 天后再进行第 2 个疗程，可共进行 3 个疗程。

【附记】　引自 2005 年《中国针灸》、2010 年《河北中医》。

2. 习惯性便秘

【穴位】　神阙。

【药物】　大黄 100 g、枳实 100 g、厚朴 50 g、芒硝 50 g。

【制法】　将上述药物研为细末，根据年龄取适量药粉（1～3 岁每次取 10 g，3～5 岁每次取 15 g，5～10 岁每次取 20 g）用温水调成糊状，备用。

【用法】　将制好的药膏敷脐，外用伤湿止痛膏固定，隔日换药 1 次，连续 5 次为 1 个疗程，可连用 2 个疗程。

【附记】　引自 2001 年《现代中西医结合杂志》。

3. 功能性便秘

【穴位】　神阙。

【药物】　芒硝 60～90 g，米醋适量。

【制法】　将适量米醋煮沸，按米醋量的比例加入适量芒硝，使其调制成稀糊状，待稍凉，以不烫伤皮肤为度，备用。

【用法】　趁热敷在神阙穴处，厚约 1 cm，大小为 8 cm×8 cm，上盖塑料布，用胶布固定，一般约 20 分钟即可排便。

【附记】　引自 2013 年《中国优生优育》。

第十节　小儿流涎

一、概述

小儿流涎水大部分属于正常。婴幼儿正处于生长发育阶段，唾液腺尚不完善，加上幼儿半岁左右处于出牙期，且婴儿口腔浅，唾液的分泌略有增加。病理性流涎是指婴幼儿不正常的流口水。

二、病因病机

中医称小儿流口水为小儿滞颐，多因脾胃湿热，廉泉不约或脾胃虚寒，不能收摄津液所致。

三、诊断要点

主要检查口腔疾病，如口腔炎、黏膜充血或溃烂或舌尖部、颊部、唇部溃疡等。

四、中医脐疗及穴位敷贴法

1. 脾脏虚寒型

【穴位】　涌泉。

【药物】　肉桂 10 g。

【制法】　取肉桂 10 g 研细为末，用醋调至糊饼状，备用。

【用法】　每晚睡前将制好的药饼敷贴于两足涌泉穴，次晨取下，连敷 3～5 次。

【附记】　引自 2012 年《中国民间疗法》。

2. 脾经蕴热型

【穴位】　涌泉。

【药物】　胆南星 20 g。

【制法】　取胆南星 20 g。研细为末，用醋调和至糊饼状，备用。

【用法】　每晚睡前将制好的药饼敷贴于两足涌泉穴，外用绷带包扎，次晨取下，连敷 3～4 次。

【附记】　引自 2012 年《中国民间疗法》。

第十一节　小儿腹泻

一、概述

泄泻是以大便次数增多，粪质稀薄或如水样为特征的一种小儿常见病。

二、病因病机

小儿泄泻发生的原因，有外因和内因之分。外因责之于感受湿邪，常兼风、寒、暑、热等邪而为病，其中以湿热为多见。内因责之伤于乳食或脾胃虚弱。其主要病变在脾胃，病机关键为脾胃受损，升降失司，水谷不分，混杂而下。

三、诊断要点

（一）临床表现

（1）大便次数增多，每天超过3～5次，多者达10次以上，呈淡黄色，如蛋花汤样，或黄绿稀溏，或色褐而臭，可有少量黏液。或伴有恶心，呕吐，腹痛，发热，口渴等症。

（2）有乳食不节，饮食不洁或感受时邪病史。

（3）重症腹泻及呕吐严重者，可见小便短少，体温升高，烦渴神疲，皮肤干瘪，囟门凹陷，目眶下陷，啼哭无泪等脱水征，以及口唇樱红，呼吸深长，腹胀等酸碱平衡失调和电解质紊乱的表现。

（二）检查

（1）大便镜检可有脂肪球或少量白细胞、红细胞。

（2）大便病原体检查可有致病性大肠杆菌或病毒检查阳性等。

四、中医脐疗及穴位敷贴法

1. 脐疗

【穴位】　神阙。

【药物】　①伤食泻：丁香2 g、焦山楂15 g、焦神曲15 g、鸡内金10 g。②风寒泻：藿香10 g、防风10 g、苍术10 g、茯苓10 g、丁香2 g。③脾虚泻：

党参 12 g、茯苓 12 g、白术 12 g、吴茱萸 12 g。④湿热泻：葛根 10 g、黄连 8 g、黄芩 10 g、黄柏 10 g、车前子 10 g。

【制法】 将上述药物研成极细末，每次 2 g（6～12 月龄）、3 g（13～24 月龄）、4 g（25～36 月龄），醋调成糊状，备用。

【用法】 将药膏敷贴脐部，以胶布固定，贴 8 小时去掉，间隔 8 小时再敷。

【附记】 引自 2013 年《中国医药指南》。

2. 穴位敷贴

（1）湿热泄泻。

【穴位】 足三里、脾俞。

【药物】 藿香、陈皮。

【制法】 将上述药物用粉碎机粉碎为 200 目细粉，将其按藿香粉：陈皮粉：黄凡士林＝1：1：4 的比例加入灭菌黄凡士林（加适量石蜡调硬度），搅拌混合均匀，加热 5 min，冷却降温，凝固后制成 1 cm×1 cm 的膏块附着在医用输液贴（5 cm×5 cm 大小），备用。

【用法】 用少许生理盐水清洗穴位部位皮肤，擦干，贴上药贴，固定，敷贴时间 2 小时，如发生不良反应可撤掉药贴，1 天 1 次，泻停为止。

【附记】 引自 2014 年《中医药临床杂志》。

（2）寒湿泄泻。

【穴位】 神阙、足三里。

【组成】 焦苍术 30 g、肉桂 30 g、呋喃唑酮 1.8 g。

【制法】 将上述药物焙干之后研细，每天 2 次，每次 3 g，同米醋进行调和，保证成糊状后，备用。

【用法】 将药膏敷贴于所选穴位，利用肤疾宁药膏进行有效固定，每天 2 次，连用 5 天为 1 个疗程。

【附记】 引自 2015 年《中药药理与临床》。

第十二节　小儿呕吐

一、概述

小儿呕吐，是指乳食从口中吐出为主症的一种小儿常见的症状，可见于不同年龄的多种疾病。

二、病因病机

小儿呕吐发生的原因多样，如乳食伤胃、外邪犯胃、胃中积热、脾胃虚寒、肝气犯胃等。其病变部位在胃，和肝脾密切相关。无论什么原因所致，其共同的病理变化，都属胃气通降失和。

三、诊断要点

（一）临床表现

（1）有乳食不节、饮食不洁、情志不畅、外邪犯胃等病史。

（2）乳食等从胃中上涌，经口而出。

（3）有嗳腐食臭，恶心纳呆，胃脘胀闷等症。

（4）重证呕吐者，有阴伤液竭之象，如饮食难进，形体消瘦，神委烦渴，皮肤干瘪，囟门及目眶下陷，啼哭无泪，口唇干红，呼吸深长，甚至尿少或无尿，神昏抽搐，脉微细欲绝等。

（二）检查

（1）实验室检查：血电解质、二氧化碳结合力、血糖、尿素氮、尿酮体，怀疑神经系统疾病患者应做脑脊液常规及生化检查，必要时作呕吐物的化验及毒物分析。

（2）影像检查：腹部 X 线透视或摄片、胃肠钡餐造影、头部 CT、B 超等。

四、中医脐疗及穴位敷贴法

【穴位】　神阙。

【药物】

（1）乳食积滞型：丁香、生姜、厚朴、山楂、神曲、莱菔子。

（2）胃热气逆型：丁香、生姜、厚朴、连翘、黄连、吴茱萸。

（3）脾胃虚寒型：丁香、干姜、厚朴、吴茱萸、党参。

（4）肝气犯胃型：丁香、生姜、厚朴、吴茱萸、乌药。

【制法】　将上述药物研细为末，药粉调成糊状，备用。

【用法】　将药膏敷于脐部，以纱布、胶布固定，每天 1 次，每次 2～4 小时，连敷 3 天。

【附记】　引自 2010 年《中国中西医结合儿科学》。

第十三节　小儿五迟、五软

一、概述

五迟是指立迟、行迟、语迟、发迟、齿迟；五软是指头项软、口软、手软、足软、肌肉软，均属于小儿生长发育障碍病证。西医学上的脑发育不全、智力低下、脑性瘫痪，佝偻病等，均可见到五迟、五软证候。多数患儿由先天禀赋不足所致，证情较重，预后不良；少数由后天因素引起者，若症状较轻，治疗及时，也可康复。

二、病因病机

病因主要有先天禀赋不足，后天失于调养。病机总为五脏不足，气血虚弱，精髓不充，导致生长发育障碍。

三、诊断要点

（1）小儿2～3岁还不能站立、行走为立迟、行迟；初生无发或少发，随年龄增长头发仍稀疏难长为发迟；牙齿届时未出或出之甚少为齿迟；1～2岁还不会说话为语迟。

（2）小儿周岁前后头项软弱下垂为头项软；咀嚼无力，时流清涎为口软；手臂不能握举为手软；2～3岁还不能站立、行走为足软；皮宽肌肉松软无力为肌肉软。

（3）五迟、五软之症不一定悉具，但见一、二症者可分别做出诊断。还应根据小儿生长发育规律早期发现生长发育迟缓的变化。

（4）可有母亲孕期患病用药不当史；产伤、窒息、早产史；养育不当史；或有家族史，父母为近亲结婚者。

四、中医脐疗及穴位敷贴法

1. 乌附膏

【穴位】　肾俞、涌泉、申脉、照海。

【组成】　雄黄 6 g，川乌、生附子各 15 g。

【制法】　上药共研末，用生葱全株切碎，捣烂，入药末拌匀，加适量酒调和成软膏状备用。

【用法】　晨起空腹时贴于肾俞、涌泉、申脉、照海等穴位。

【附记】　引自《医宗金鉴·幼科心法要诀白话解》。

2. 温阳通络膏

【穴位】　涌泉。

【组成】　伸筋草 30 g，木瓜、当归各 20 g，牛膝、红花、白芥子、甘遂各 12 g，桂枝 8 g，麻黄、穿山甲各 6 g，细辛 3 g，麝香 0.3 g，另备葱白 20 g。

【制法】　先将前 11 味药共研细末，与葱白捣匀，加麝香及麻油适量，调为糊膏状备用。

【用法】　取药膏适量，敷于双足心涌泉穴及足、膝关节，外加包扎固定。每天换药 1 次，10 次为 1 个疗程。

【附记】　引自《集验百病良方》。

第十四节　小儿遗尿

一、概述

年龄超过 3 岁，特别是 5 岁以上的儿童，睡中经常遗尿，轻者数日一次，重者可一夜数次，则为病态，方称遗尿症。此外，亦有小儿自幼缺少教育，没有养成夜间主动起床排尿的习惯，任其自遗，久而久之，形成习惯性遗尿。

二、病因病机

遗尿主要是膀胱失约所致。原因主要有下元虚寒、肺脾气虚、心肾不交、肝经湿热。

三、诊断要点

(一) 临床表现

(1) 发病年龄在 3 周岁以上。

（2）睡 DR 较深，不易唤醒，每夜或隔天发生尿床，甚则每夜遗尿数次者。

（二）检查

（1）尿常规及尿培养无异常发现。

（2）X 线检查，部分患儿可发现隐性脊柱裂，或作泌尿道造影可见畸形。

四、中医脐疗及穴位敷贴法

1. 穴位敷贴法

【主穴】 内关、气海、中极、三阴交。

【配穴】 肾俞、膀胱俞、复溜（一般只用主穴，若病情较重舌，则酌用配穴）。

【组成】 麝香 3 g，蟾酥、桂枝、麻黄、雄黄、乳香、没药、皂角刺各 5 g。

【制法】 上药共研细末，装瓶备用。

【用法】 取药粉适量，以乙醇调成膏状（为增强部附力，可加入少许阿拉伯胶）。再取药膏少许（如火柴头大小），置于 2 cm 大小的方块胶布上，贴于所选的穴位上。3～4 天换药 1 次，3 次为 1 个疗程，若未愈，可停 3 天再敷贴。

【附记】 引自《绵阳地区老中医经验选编》。贴后，少数病例皮肤发痒，应坚持治疗。若发生皮疹，可用甲紫涂搽患处，待皮疹消失后，再继续贴药。

2. 丁桂散

【穴位】 神阙。

【组成】 丁香、肉桂各等份。

【制法】 上药共研细末，装瓶备用。

【用法】 取药粉 10～20 g，以黄酒（或白酒）调匀后敷于脐部（范围约 5 cm×5 cm），外以纱布、三角巾等固定。每天换药 1 次（临睡前敷药）。连用 5～7 天，如不再遗尿，继续巩固治疗 3 天。

【附记】 引自 1989 年《天津中医学院学报》。

3. 萸桂散

【穴位】 气海、足三里、命门、肾俞。

【组成】 吴茱萸、肉桂各等份。

【制法】 上药共研细末，装瓶备用。

【用法】 取药粉适量，以酒调成糊状，每次用花生米大药丸 1 粒，分别敷贴穴位上，第 1 次贴气海、足三里、命门；第 2 次贴肾俞每天 1 次，交替使用。5 天为 1 个疗程，休息 2 天。

【附记】 引自《外治汇要》。

4. 遗尿散

【穴位】 神阙。

【组成】 覆盆子、金樱子、菟丝子、五味子、仙茅、山茱萸肉、补骨脂、桑螵蛸各 60 g，丁香、肉桂各 30 g。

【制法】 上药共研细末，密封备用。

【用法】 取药粉 1 g，填满脐窝，滴上 1 或 2 滴乙醇或白酒后，再贴上烘热的暖脐膏，再用薄层的棉花或一层纱布覆盖好。每 3 天换药 1 次。可同时口服此药粉，每天早、晚各 1 次，3～10 岁每次口服 3～5 g，10 岁以上每次口服 5～6 g。用白糖水送服。

【附记】 引自《外治汇要》。暖脐膏不可太热，以免烫伤皮肤。

5. 五白膏

【穴位】 涌泉、关元。

【组成】 白芍、白及各 10 g，白术 12 g，白矾 3 g，葱白适量。

【制法】 先将前 4 味药共研细末，入葱白汁调为糊状备用。

【用法】 取药膏适量，外敷于涌泉（双）、关元穴上，以塑料薄膜覆盖，胶布固定。每晚睡前敷药，次晚再换药，连用 10 次。

【附记】 引自《外治心悟》。

6. 止遗散

【穴位】 涌泉。

【组成】 桑螵蛸、远志、龙骨、当归、茯苓、党参各 30 g，龟甲 20 g。

【制法】 上药共研细末，装瓶备用。

【用法】 用时取药末适量，用米醋调为稀糊状，敷于双足心涌泉穴，上盖纱布，胶布固定。每晚换药 1 次，连用 5～7 天。

【附记】 引自《策验百病良方》。

第十五节 小儿水肿

一、概述

小儿水肿是指体内水液潴留，泛溢肌肤，引起面目、四肢甚至全身浮肿，小便短少的一种常见病证。根据其临床表现分为阳水和阴水。阳水多见于西医学急性肾小球肾炎，阴水多见于西医学肾病综合征。小儿水肿好发于 2～7 岁的儿童。阳水发病较急，若治疗及时，调护得当，易于康复，预后一般良好；阴水起病缓慢，病程较长，容易反复发作，迁延难愈。

二、病因病机

小儿禀赋不足、久病体虚、外邪入里，致肺脾肾三脏之虚是主要因素。主要病机是肺脾肾三脏功能虚弱，气化、运化功能失常，封藏失职，精微外泄，水液停聚。

三、诊断要点

（一）阳水

（1）病程短，病前 1～4 周常有乳蛾、脓疱疮、丹痧等病史。

（2）浮肿多由眼睑开始，逐渐遍及全身，皮肤光亮，按之随手而起，尿量减少，甚至尿闭。部分患儿出现肉眼血尿，常伴血压增高。

（3）严重病例可出现头痛、呕吐、恶心、抽风、昏迷，或面色青灰、烦躁、呼吸急促等变证。

（4）实验室检查，尿常规镜检有大量红细胞，可见颗粒管型和红细胞管型，尿蛋白增多。

（二）阴水

（1）病程较长，常反复发作，缠绵难愈。

（2）全身水肿明显，呈凹陷性，腰以下肿甚，皮肤苍白，甚则出现腹水、胸水，脉沉无力。

（3）实验室检查，尿常规蛋白显著增多。

四、医脐疗及穴位敷贴法

1. 水肿（阴水）

【穴位】 关元。

【组成】 等量附子、茯苓。

【制法】 将上述药物研粉后装瓶备用。每次取药粉 12 g，用生姜汁调为糊状。

【用法】 药糊敷于患者关元穴，然后用清洁纱布覆盖，再用医用胶布固定。每次外敷 1 小时，每天 1 次，连续治疗 14 天。

【附记】　引自 2014 年《针灸推拿学》。

2. 水肿（阳水）

【穴位】　神阙。

【组成】　萱草根、马鞭草、乌桕叶各 60 g，葱白 7 根，生姜（连皮）6 g。

【制法】　上药分别捣绒混匀，作成药饼。

【用法】　取一块药饼敷于脐部，以塑料纸覆盖包扎固定，1 日更换药饼 2次。每天以热水袋盖料上 2～3 次，约为每次 30 分钟。

【功用】　清热利水消肿。

【附记】　引自 1987 年《四川中医》。

第十六节　风　疹

一、概述

风疹是感受风热时邪引起的急性出疹性疾病。以轻度发热，咳嗽，皮肤出现淡红色斑丘疹，耳后及枕部淋巴结肿大为特征。本病西医学称风疹。一年四季都可发病，多发于冬春季节，可造成流行。好发于 1～5 岁小儿，病后可获持久性免疫。本病一般证情较轻，多见邪犯肺卫证，恢复较快，少见并发症，故有称之为"皮肤小疾"。

二、病因病机

病因为感受风疹时邪，主要病机为邪毒与气血相搏，外泄肌肤所致。

三、诊断要点

（一）临床表现

（1）患儿有风疹接触史。

（2）病初类似感冒，发热 1～2 天后，皮肤出现淡红色斑丘疹，1 天后布满全身，出疹 1～2 天后，发热渐退，疹点逐渐隐退。疹退后可有皮屑，无色素沉着。

（3）耳后、枕部及颈后淋巴结肿大。

（二）检查

周围血白细胞总数减少，分类以淋巴细胞相对增多，血清学检测风疹病毒抗体，患儿恢复期较病初期血清抗体增加 4 倍以上可确诊。

四、中医脐疗及穴位敷贴法

1. 风疹方

【穴位】 神阙。

【组成】 冬至以后至五九以前的雪若干，鲜猪苦胆若干，樟脑粉少许。

【制法】 未出太阳前将雪收集后存放屋内干净器皿中，不需加温，让雪自然溶化。10 kg 雪水加鲜猪苦胆 5～6 个。3 天后过滤，滤后加樟脑粉少许，有樟脑味即可，装于密闭干净的玻璃瓶内备用。

【用法】 以纱布条蘸取少许，填敷于脐窝，医用胶带固定，每天 3 次，连用数日。严重者可遍搽出疹部位。

【附记】 引自 2002 年《中国民族民间医药》。

2. 穴位敷贴方

【穴位】 肺俞、肾俞、脾俞、神阙。

【组成】 甘遂、麻黄、白芥子、细辛各等份。

【制法】 磨成细粉，加入姜汁混合调匀。

【用法】 将药物压成直径约 1 cm×1 cm 大小的药饼，然后 6 cm×7 cm 一次性医用敷贴固定在相应穴位上，每次敷贴 4～5 小时后自行取下，隔天一次，穴位左右可以交换使用。3 次为 1 个疗程，连续使用 2 个疗程（如局部出现烧灼感、疼痛、水泡者可提前取下）。

【附记】 引自《南京中医药大学学报》。

第十七节　麻　疹

一、概述

麻疹是感受麻疹时邪，引起的急性出疹性传染病，临床以发热，咳嗽，鼻塞流涕、泪水汪汪、口腔两颊近白齿处可见麻疹黏膜斑，全身皮肤按序泛发麻粒样大小的红色斑丘疹，疹退时皮肤有糠麸样脱屑和色素沉着为特征。

二、病因病机

麻疹的发病原因主要由于感受麻毒时邪所致。麻毒时邪由口鼻而入，主要侵犯肺脾两脏。

三、诊断要点

（一）临床表现

疾病初热期，发热、咳嗽、喷嚏、鼻塞流涕、泪水汪汪、畏光羞明，口腔内两侧颊黏膜近臼齿处可见麻疹黏膜斑；发热经过3～4天后，热盛出疹，皮疹按序透发，3～4天出齐；疹点透齐后身热渐平，皮疹渐退，是为收没期，皮肤留下糠麸样脱屑和色素沉着斑。麻毒深重者，常可在病程中合并邪毒闭肺、邪毒攻喉、邪陷心肝等危重病症。

（二）检查

（1）血常规。疹前期白细胞总数正常或减少，中性粒细胞及淋巴细胞几乎相等。非典型麻疹患者，嗜酸性粒细胞增多。

（2）血清学检查。①抗体检测：ELISA 法检测血清特异佳 IgM、IgG。②抗原检测：免疫荧光法检测鼻咽部脱落细胞内的麻疹病毒抗原。

四、中医脐疗及穴位敷贴法

1. 清热透疹方

【穴位】　神阙。

【组成】　金银花、连翘、杏仁、荆芥、防风、蝉蜕、葛根、牛蒡子、升麻、延胡索、芦根、甘草。

【制法】　上药为末过筛，清水和匀，制成药饼，用前滴加数滴陈醋调和。

【用法】　加醋调和后的药饼填于脐窝，每天1次，每次12小时，连续数日。

【附记】　引自2009年《山东中医杂志》。

2. 麻杏石甘散

【穴位】　肺腧、膈俞、涌泉、劳宫、膻中、大椎、神阙。

【组成】　麻黄、杏仁、甘草、石膏。

【制法】　上药适量，以薄荷油少许，加清水调和成糊状备用。

【用法】　取适量上药，填于空白穴位贴中央，敷贴于选定穴位，每天 1 次，连续数日。

【附记】　引自《新乡医学学报》。

第十八节　手足口病

一、概述

手足口病是由人肠道病毒引起的急性发疹性传染病，临床以发热和手、足、口腔等部位的斑丘疹、疱疹为特征。

二、病因病机

引起本病的病因包括内因和外因两个方面，内因责之于小儿脏腑娇嫩，卫外不固，外因责之于感受手足口病时邪。

三、诊断要点

(一)临床表现

病前 1~2 周有与手足口病患者接触史。起病较急，常见手掌、足跃、口腔、臀部疱疹及发热等症，部分病例可无发热。病情严重者，可见高热不退、头痛烦躁、嗜睡易惊、肢体抖动，甚至喘憋发绀、昏迷抽搐、汗出肢冷、脉微欲绝等症

(二)检查

(1) 病原学检查：取咽分泌物、疱疹液及粪便，进行肠道病毒（Cox16、EV71 等）特异性核酸检测阳性，或分离出相关肠道病毒。

(2) 血清学检查：急性期与恢复期血清 Cox16、EV71 等肠道病毒中和抗体有 4 倍以上的升高。

四、中医脐疗及穴位敷贴法

1. 溃疡膏

【穴位】　神阙。

【组成】　细辛、红醋适量。

【制法】　将中药细辛磨粉，过筛，以红醋调和成厚糊状备用。

【用法】　取 10 g 溃疡膏置于消毒纱布上敷贴于脐部，用胶带作交叉固定。24 小时更换 1 次。

【附记】　引自 2003 年《临床口腔医学》。

2. 敷贴方

【穴位】　大椎、肺俞、天枢。

【组成】　金银花，桔梗，牛蒡子，黄芩，板蓝根各等份。

【制法】　上药研磨成粉，过筛后以醋调和成膏。

【用法】　取药膏适量至于 6 cm×6 cm 的医用空白帖中央，敷贴于患者相应穴位，每天 1 次，一共 7 天。

【附记】　引自 2017 年《黑龙江中医药》。

3. 吴茱萸蒜茸膏

【穴位】　涌泉。

【组成】　吴茱萸，生大蒜。

【制法】　吴茱萸研制成细粉，过 120 目筛，大蒜反复春至茸状。将吴茱萸细粉末和蒜茸等份反复搅拌，混匀成膏即可。

【用法】　选定涌泉穴，以 75% 乙醇清洁局部皮肤，操作者大拇指指腹顺时针按揉涌泉穴 1 分钟，取黄豆仁大小吴茱萸蒜茸膏敷贴于涌泉穴，后用医用胶布固定稳妥，用同样方法敷贴对侧涌泉穴，持续作用 2 小时后拆除膏药，温开水清洁局部皮肤，保暖，防寒邪入袭。

【附记】　引自 2014 年《中国民族民间医药》，用药期间严密观察患儿局部皮肤反应情况及体温变化。

4. 清泉散

【穴位】　涌泉。

【组成】　黄连 10 g、栀子 10 g、吴茱萸 10 g、肉桂 10 g。

【制法】　以上药共研为末，醋调制成药饼。

【用法】　睡前贴于双侧涌泉穴，每侧约取 7 g 药粉绷带包扎，晨起取下。

【附记】　引自 2006 年《中医儿科杂志》。

第十九节　水　　痘

一、概述

水痘是由外感时行邪毒引起的急性发疹性时行疾病。以发热，皮肤分批出现丘疹、疱疹、结痂为特征。因其疱疹内含水液，形态椭圆，状如豆粒，故称水痘。也称水花、水疮、水疱。西医亦称水痘。本病一年四季都有发生，但多见于冬春两季。任何年龄都可发病，而以 1～4 岁小儿为多见。本病传染性强，容易造成流行。预后一般良好，愈后皮肤不留瘢痕。患病后可获终身免疫。若是接受肾上腺皮质激素或免疫抑制剂治疗的患者罹患本病，症状严重，甚至可危及生命。

二、病因病机

本病由于感受水痘时行邪毒，经口鼻侵入人体，蕴郁于肺脾而发病。

三、诊断要点

（一）临床表现

起病 2～3 周前有水痘接触史。初起有发热、流涕、咳嗽、不思饮食等症，发热大多不高，发热 1～2 天内，头面、发际及全身其他部位出现红色斑丘疹，以躯干部位较多，四肢部位较少。疹点出现后，很快变为疱疹，呈椭圆形，大小不一，内含水液，周围红晕，疱壁薄易破，常伴瘙痒，继则结成痂盖脱落，不留疤痕。皮疹分批出现，此起彼落，在同一时期，丘疹、疱疹、干痂并见。

（二）检查

（1）血常规：周围血白细胞总数正常或偏低。

（2）刮取新鲜疱疹基底物，用瑞氏或姬姆萨染色检查多核巨细胞，用酸性染色检查核内包涵体。

四、中医脐疗及穴位敷贴法

1. 敷贴方

【穴位】　涌泉。

【组成】　生香附、生半夏各等份。

【制法】　将二者共研细末，加蛋清适量调为药饼。

【用法】　外敷于双足心涌泉穴，连敷 24 小时后去掉，重者连敷数日。

【附记】　引自 2002 年《中国医药报》。

2. 水痘方

【穴位】　大椎、肺腧、膈俞、膻中、神阙、涌泉。

【组成】　土茯苓、廖刁竹、枯矾、蛇床子、苦参、地肤子、银花、黄柏、大黄、百部、紫花地丁、蒲公英各 30 g，青黛 20 g，大青叶 25 g，黄连 15 g。

【制法】　上药磨粉过筛后以香醋少许参蛋清 1 个，姜汁数滴调和，制成药泥。

【用法】　制好的药泥涂布于医用穴位贴中，贴于所取穴位表面皮肤，每天 3 次，每次 6 小时，连续数天。

【附记】　引自 1999 年《四川中医》。

第二十节　痄　　腮

一、概述

痄腮是因感受风温邪毒，壅阻少阳经脉引起的时行疾病。以发热、耳下腮部漫肿疼痛为临床主要特征。中医称为痄腮，民间亦有称为"鸬鹚瘟""蛤蟆瘟"。西医学称为流行性腮腺炎。本病一年四季都可发生，冬春易于流行。学龄儿童发病率高，能在儿童群体中流行。一般预后良好。少数儿童由于病情严重，可出现昏迷、惊厥变证，年长儿如发生本病，可见少腹疼痛、睾丸肿痛等症。

二、病因病机

本病为感受风温时邪，从口鼻而入，侵犯足少阳胆经，邪毒壅阻于足少阳经脉，与气血相搏，凝结于耳下腮部所致。

三、诊断要点

（一）临床表现

当地有腮腺炎流行，发病前 2～3 周有流行性腮腺炎接触史。初病时可有发热，1～2 天后，以耳垂为中心腮部漫肿，边缘不清，皮色不红，压之疼痛或有弹性，通常先发于一侧，继发于另一侧。口腔内颊黏膜腮腺管口可见红肿。腮腺肿胀约经 4～5 天开始消退，整个病程 1～2 周。常见并发症有睾丸炎、卵巢炎、胰腺炎等，也有并发脑膜炎者。

（二）检查

实验室检查周围血象白细胞总数正常或降低，淋巴细胞相对增多。尿、血淀粉酶增多。

四、中医脐疗及穴位敷贴法

1. 公英膏

【组成】 蒲公英 15 g、冰片 10 g、樟丹 10 g 等。

【制法】 中药研成细末，按用药比例混合均匀，将凡士林用热水烫成液态，再将适量混合好的药末加入其中，搅拌均匀，制成药膏，备用。

【用法】 用药前先用碘伏对患者肿胀处皮肤进行消毒，将适量公英膏摊在纱布上（面积要大于腮部肿胀部位），贴在患者肿大的腮部皮肤上，用胶布固定。2 天换药 1 次，疗程为 6～14 天。

【附记】 引自 2014 年《亚太传统医药》。

2. 如意金黄散

【组成】 如意金黄散、仙人掌适量。

【制法】 取仙人掌 1 块，去刺，洗净后捣烂成泥，加如意金黄散适量，用醋调成糊状。

【用法】 敷于患处，每天换药 2 次，至肿胀消退。

【附记】 引自 2014 年《中国民间疗法》。

3. 消痄贴

【组成】 鲜瓦松 60 g、瓦楞子 20 g、青黛 2 g。

【制法】 研末共捣，加食醋调膏外敷治疗流行性腮腺炎。

【用法】 取上药糊适量，外敷患部，医用纱布包扎，每天 2 次，连续数日。

【附记】 引自 2002 年《新中医》。

第二十一节 小儿多汗症

一、概述

汗症是指不正常出汗的一种病症，即小儿在安静状态下，日常环境中，全身或局部出汗过多，甚则大汗淋漓。多发生于 5 岁以下小儿。

二、病因病机

小儿自汗、盗汗多由表虚不固、营卫不和、阴阳失调或脾胃湿热所致。

三、临床表现

小儿在安静状态下，正常环境中，全身或局部出汗过多，甚则大汗淋漓。寐则汗出，醒时汗止者称盗汗；不分醒寐而出汗者称自汗。

四、中医脐疗及穴位敷贴法

1. 敛汗方

【穴位】 神阙。

【组成】 五味子、五倍子、麻黄根各 15 g。

【制法】 共研细末，分 3 份（每份 15 g），于每晚睡前取 1 份，加温开水调成干糊状。

【用法】 捏成圆形药饼，稍大于脐，贴于小儿脐窝，上覆洁净塑料膜 1 块，避免药饼滑脱。次日清晨小儿起床时取掉绷带及药饼，晚间再如法施之，连敷 3 次为 1 个疗程。

【附记】 引自 2012 年《中国现代药物应用杂志》。

2. 肺脾气虚方

【穴位】 天突、定喘、肺俞、膏肓。

【组成】 白芥子、延胡索、甘遂、肉桂、细辛、黄芪各等份。

【制法】 将药物烘干，粉碎，研细末，过 100 目筛，用姜汁和水（1∶3 的比例）、凡士林调成稠膏状。

【用法】 采用 5 cm×5 cm 专用防过敏贴剂，将适量药物涂抹在贴剂正中直径 1.5 cm 的圆心上，然后贴于穴位上。

【附记】 引自 2011 年《山东中医药大学》。

第二十二节 小儿缺铁性贫血

一、概述

缺铁性贫血是小儿常见的疾病，先天禀赋不足，后天喂养不当是发病的主要原因。另外，多种急慢性疾病病后失于调护亦可导致发病。多发生在 0.5～3 岁的婴幼儿。本病不仅影响儿童的生长发育，严重者还影响其行为智力以及对疾病的抵抗力。本病属中医"血虚"范畴，根据贫血的轻重程度，又分属于"萎黄""黄胖""疳证""虚劳"等病症。

二、病因病机

本病总的病机为血虚不荣。

三、诊断要点

（一）临床表现

病史常有喂养不当或慢性失血病史。饮食中铁供给不足，吸收障碍。经常鼻衄、肠道钩虫症是小儿慢性失血的常见疾病。发病缓慢，皮肤黏膜逐渐苍白或苍黄，以口唇、口腔黏膜及甲床最为明显，易感疲乏无力，不爱活动，食欲减退，年长儿可自诉头晕、眼前发黑等。由于骨髓外造血反应，肝、脾、淋巴结经常轻度肿大，年龄愈小、病程愈久，则肝脾肿大愈明显。

（二）检查

1. 实验室检查以外周血红蛋白减少为主，Hb<110 g/L（6 岁以上<120 g/L）。红细胞为小细胞、低色素性改变，网织红细胞一般正常。红细胞平均体积（MCV）<80um 的 3 次方，红细胞平均血红蛋白（MCH）<27PS，红细胞平均血红蛋白浓度（MCHC）<31%。

2. 骨髓象示有核细胞增生活跃，粒、红比例正常或红系增多。红细胞系统中以中幼和晚幼红细胞增加明显。胞质成熟程度较胞核差，故各期红细胞体积较小，胞质少，染色偏蓝。

四、中医脐疗及穴位敷贴法

1. 健脾消食散

【穴位】 中脘、神阙。

【组成】 神曲、鸡内金、山楂、白术、炒二芽（谷、麦芽）、陈皮、木香、党参、山药、莱菔子各等份。

【制法】 上药共研细末，装瓶备用。

【用法】 取药末 2～3 g，用米醋调为糊状，敷于中脘、肚脐处（或交替敷贴），外加包扎固定。每天或隔日换药 1 次，连用 30 天。

【附记】 引自《外治心悟》。方名为编者拟加。本方可兼治小儿积滞、伤食症。

2. 五味消食贴

【穴位】 神阙。

【组成】 青黛、厚朴各 6 g，丁香、芒硝 3 g，冰片 1 g。

【制法】 上药共研细末，装瓶备用。

【用法】 取药末适量，用鸡蛋清调为稀糊状，贴肚脐处，上盖纱布，胶布固定。每天换药 1 次，连用 3～5 天。

【附记】 引自《外治汇要》。方名为编者拟加。

第二十三节 小儿惊风

一、概述

惊风是小儿时期常见的一种急重病证，以临床出现抽搐、昏迷为主要特征。又称"惊厥"，俗名"抽风"。任何季节均可发生，一般以 1～5 岁的小儿为多见，年龄越小，发病率越高。其证情往往比较凶险，变化迅速，威胁小儿生命。

本病西医学称小儿惊厥。其中伴有发热者，多为感染性疾病所致，颅内感染性疾病常见有脑膜炎、脑脓肿、脑炎、脑寄生虫病等；颅外感染性疾病常见有高热惊厥、各种严重感染（如中毒性菌痢、中毒性肺炎、败血症等）。不伴有发热者，多为非感染性疾病所致，除常见的癫痫外，还有水及电解质紊乱、低血糖、药物中毒、食物中毒、遗传代谢性疾病、脑外伤、脑瘤等。临证要详细询问病史，细致体格检查，并作相应实验室检查，以明确诊断，及时进行针对性治疗。

二、病因病机

主要是由于小儿感受时邪，化火化热，内陷心包，引动肝风，则惊风发作。

三、诊断要点

（一）临床表现

1. 突然发病，出现高热、神昏、惊厥、喉间痰鸣、两眼上翻、凝视，或斜视，可持续几秒至数分钟。严重者可反复发作甚至呈持续状态而危及生命。

2. 可有接触传染病人或饮食不洁的病史。

3. 中枢神经系统感染患儿，脑脊液检查有异常改变，神经系统检查出现病理性反射。

（二）检查

1. 细菌感染性疾病，血常规检查白细胞及中性粒细胞常增高。

2. 必要时可做大便常规及大便细菌培养、血培养、摄胸片、脑脊液等有关检查。

四、中医脐疗及穴位敷贴法

1. 敷贴方 1

【穴位】 神阙。

【组成】 生栀子 4～40 份、桃仁 2～20 份、大黄 1～2 份、胆南星 10～12 份、薏苡仁 5～10 份、吴茱萸 6～12 份、皂角 1～2 份、党参 5～20 份、菖蒲 5～8 份。

【制法】 将以上中药粉碎成末，用山茶油调和成膏剂，再用竹碳纤维布浸润，制成外敷包扎条。

【用法】 取制备好外敷包扎条固定于脐部，每天更换 3～4 次，连续数天。

【附记】 引自专利 CN201410441118.8。

2. 敷贴方 2

【穴位】　神阙。

【组成】　黄连 3～9 g，吴茱萸 5～10 g，附子 2～5 g，白芥子 2～5 g，桃仁 3～8 g，栀子 3～8 g，鸡蛋清 1～2 个，活蚯蚓 1～2 条，米醋 5～10 g。

【制法】　将以上中药研磨过筛，以鸡蛋清 1～2 个，活蚯蚓 1～2 条，米醋 5～10 g共捣成泥糊状备用。

【用法】　取上药适量敷于脐部，每天更换 3～4 次，连续数天。

【附记】　引自专利 CN201410501522.X。

第二十四节　小儿夜啼

一、概述

婴儿白天能安静入睡，入夜则啼哭不安，时哭时止，或每夜定时啼哭，甚则通宵达旦，称为夜啼。多见于新生儿及 6 个月内的小婴儿。本病主要因脾寒、心热、惊恐所致。

二、病因病机

寒则痛而啼，热则烦而啼，惊则不安而啼。

三、诊断要点

婴儿难以查明原因的入夜啼哭不安，时哭时止，或每夜定时啼哭，甚则通宵达旦，但白天如常。临证必须详细询问病史，仔细检查体格，必要时辅以有关实验室检查，排除外感发热、口疮、肠套叠、寒疝等疾病引起的啼哭，以免贻误患儿病情。

四、中医脐疗及穴位敷贴法

1. 泻心导赤饼（实热证）

【穴位】　劳宫。

【组成】　木通 2.5 g，生地黄 4.5 g，黄连、甘草、灯芯草各 1.5 g。

【制法】　上药共研细末，加白蜜滚水调和成饼。

【用法】 敷贴两手心劳宫穴上。

【附记】 引自 1979 年《上海中医药》。

2. 解热安神膏

【穴位】 神阙。

【组成】 羌活、防风、天麻、薄荷、黄连、甘草、全蝎、僵蚕、胆南星各 10 g，犀角片 6 g（用水牛角 15 g 代，切片）。

【制法】 麻油熬，黄丹收，摊膏备用。

【用法】 贴胸口和肚脐上。

【附记】 引自《理瀹骈文》。

3. 敷脐方

【穴位】 神阙。

【组成】 牵牛子 7 粒。

【制法】 上药研末，用温水调成糊状备用。

【用法】 于临睡前敷于肚脐上，用胶布或绷带固定。

【附记】 引自 1983 年《中医杂志》。

4. 五砂散

【穴位】 神阙。

【组成】 五倍子 1.5 g，朱砂 0.5 g，陈细茶适量。

【制法】 将前 2 味药研细末，陈细茶嚼烂，混合后加水少许捏成小饼状备用。

【用法】 敷贴脐中，外盖纱布，胶布固定。每晚换药 1 次。

【附记】 引自 1984 年《四川中医》。

第二十五节　小儿紫癜

一、概述

紫癜亦称紫斑，以血液溢于皮肤、黏膜之下，出现瘀点瘀斑，压之不褪色为其临床特征，是小儿常见的出血性疾病之一。

二、病因病机

本病外因为感受风、热、疫毒诸邪，内因为脏腑气血虚损，使邪热内伏营血，致血液离经外溢。

三、诊断要点

本病发病多较急，出血为其主症。除皮肤、黏膜出现紫癜外，常伴鼻衄、齿衄、呕血、便血、尿血等。出血严重者，可见面色苍白等血虚症状，甚则发生虚脱。

四、中医脐疗及穴位敷贴法

1. 消肿化斑方（关节型小儿过敏性紫癜）

【组成】 羌活 15 g、独活 15 g、乳香 10 g、当归 15 g、鸡血藤 15 g、黄芩 15 g、秦艽 15 g、防己 15 g、桑枝 15 g。

【制法】 上药用约 500 ml 水煎煮 20 分钟后，汤汁盛入盆（等）容器中。

【用法】 待汤汁变温不烫手，将纱布放入汤汁中浸润，外敷于关节肿痛处，约 10～15 分钟，反复操作，直至汤汁变凉。每天 1 剂，每天 3 次外用。

【附记】 引自 2012 年《长春中医药大学学报》。

2. 凉血消斑方（关节型小儿过敏性紫癜）

【组成】 牡丹皮、青黛、紫草、白茅根、地肤子、白鲜皮、乳香、没药。

【制法】 上药煎煮 20 分钟，去渣取汁。

【用法】 纱布浸润于药汁后，外敷于关节肿痛处，每次 15 分钟，反复操作，直至汤汁变凉。每天 3 次外用，连用数日。

【附记】 引自 2001 年《北京中医》。

第四章
内科疾病脐疗及穴位敷贴疗法

第一节 感　冒

一、概述

感冒是感受触冒风邪而导致的常见外感疾病，临床表现以鼻塞、流涕、喷嚏、咳嗽、头痛、恶寒、发热、全身不适、脉浮为其特征。本病四季均可发生，尤以春冬两季为多。病情轻者多为感受当令之气，称为伤风、冒风、冒寒；病情重者多为感受非时之邪，称为重伤风。

二、病因病机

感冒是因六淫、时行之邪侵袭肺卫，以致卫表不和，肺失宣肃而为病。

三、诊断要点

（一）临床表现

咽痛、周身酸楚不适等，或有发热。由于风邪兼夹病邪的不同，还可见胸闷、恶心、脘痞、纳呆、便溏、咽干、少痰等症。

（二）检查

本病通常可做血白细胞总数及分类检查，胸部 X 线检查。部分患者可见白细胞总数及中性粒细胞升高或降低。有咳嗽、痰多等呼吸道症状者，胸部 X 线摄片可见肺纹理增粗。

四、中医脐疗及穴位敷贴法

1. 白芥子散（风寒感冒）

【穴位】　肺俞、膏肓俞、心俞、大椎俞。

【药物】　白芥子 50 g、延胡索 50 g、甘遂 25 g、细辛 25 g。

【制法】　过筛，将药粉混匀，用生姜汁、甘油，按甘油 60 ml、生姜汁 40 ml、药粉 120 g 的比例调成糊状。

【用法】　用 4 cm×4 cm 膏药，敷肺俞、膏肓俞、心俞、大椎俞。每天 1 次，每次 4～6 小时。

【附记】　引自 2009 年《中国中医药现代远程教育》。

2. 敷贴感冒灸（风寒感冒）

【穴位】　大椎、风门。

【药物】　蕲艾、防风、白芷、川芎、荆芥等。

【制法】　将上述药物研末后用生姜汁调成膏状，贴在敷贴胶布上。

【用法】　敷贴于大椎、风门等穴位，每天 1 贴，连续贴药 24 小时，总共使用 3 天，后换药继贴。

【附记】　引自 2003 年《中医药学刊》。

3. 三伏敷贴

【穴位】　大椎、肺腧、天突、膻中、中府、肾俞。

【药物】　白芥子、细辛、延胡索、甘遂、肉桂等。

【制法】　将上述药物研末后用生姜汁调成膏状，制成 1 cm×1 cm×1 cm 大小药饼，放在 5 cm^2 的胶布上。

【用法】　嘱患者暴露敷贴部位，将药饼轻轻贴在相应穴位并加以固定。

【附记】　引自 2012 年《中医临床研究》。

第二节　咳　嗽

一、概述

咳嗽是指肺失宣降，肺气上逆作声，咯吐痰液而言，为肺系疾病的主要证候之一。

二、病因病机

咳嗽的病因有外感、内伤两大类。外感咳嗽为六淫侵袭肺系；内伤咳嗽为脏腑功能失调，内邪干肺。引起肺失宣肃，肺气上逆作咳。

三、诊断要点

（一）临床表现

临床以咳嗽、咯痰为主要表现。应询查病史的新久，起病的缓急，是否兼有表证，判断外伤和内伤。外感咳嗽，起病急，病程短，常伴肺卫表证。内伤咳嗽，常反复发作，病程长，多伴其他兼证。

（二）检查

外感咳嗽，常见于上呼吸道感染，急性支气管炎，肺炎等，慢性咳嗽常见于慢性支气管炎，肺结核、肺心病、肺癌等。可结合病史、病情、体检作相关检查。如血常规，血沉、痰培养、胸部 X 线透视或摄胸片，以资协助诊断。

四、中医脐疗及穴位敷贴法

1. 穴位敷贴（风热型）

【穴位】　肺俞。

【药物】　肉桂、浙贝母、前胡、紫菀、丹参、半夏等。

【制法】　上药按 2∶3∶3∶3∶3∶3 的比例共研细末，在药末中加入适当的调和剂，搅拌成糊状。

【用法】　拇指在双侧肺俞穴用力按摩约半分钟，使局部潮红，再将药糊放于穴位上，用医用胶布敷贴，每天 1 次，每次敷贴 3～6 小时。

【附记】　引自 2012 年《中国药业》。

2. 穴位敷贴（风寒束肺型）

【穴位】　肺俞、心俞、膈俞、天突。

【药物】　白芥子、玄胡、白芷、细辛、甘遂、麻黄、肉桂、小茴香。

【制法】　上药按 2∶2∶1∶1∶1∶1∶1∶1 比例配制，将药物焙干，混合粉碎过筛，再将药粉密闭保存。临床应用时，按 20% 比例用凡士林将药粉调合成药膏，即可应用。

【用法】　用碘酊擦拭穴位皮肤，将药膏放入专制穴位敷贴摊平，敷贴到穴位上，每天敷贴 1 次。

【附记】　引自 2017 年《湖北中医杂志》。

3. 穴位敷贴（痰湿蕴肺型）

【穴位】　肺俞、脾俞、定喘、足三里、三阴交。

【药物】　白芥子、细辛、生姜、延胡索、陈皮、茯苓。

【制法】　研成细粉，研末备用。

【用法】　取上药各等份混合后，用醋调成直径约 1 cm 大小圆饼状，敷贴于穴位上，并用圆胶固定，每 2 天更换 1 次，10 天为 1 个疗程，连续 2 个疗程。

【附记】　引自 2018 年《四川中医》。

第三节　头　痛

一、概述

头痛是临床常见的自觉症状，可单独出现，亦见于多种疾病的过程中。这里所讨论的头痛，是指因外感六淫、内伤杂病而引起的，以头痛为主要表现的一类病症。

二、病因病机

头痛之病因不外外感与内伤两类。外感多因六淫邪气侵袭，内伤多与情志不遂、饮食劳倦、跌仆损伤、体虚久病、禀赋不足、房劳过度等因素有关。

外感头痛多为外邪上扰清空，壅滞经络，络脉不通。内伤头痛之病机多与肝、脾、肾三脏的功能失调有关。

三、诊断要点

（一）临床表现

（1）以头部疼痛为主要临床表现。

（2）头痛部位可发生在前额、两颞、巅顶、枕项或全头部。疼痛性质可为跳痛、刺痛、胀痛、灼痛、重痛、空痛、昏痛、隐痛等。头痛发作形式可为突然发作，或缓慢起病，或反复发作，时痛时止。疼痛的持续时间可长可短，可数分钟、数小时或数天、数周，甚则长期疼痛不已。

（3）外感头痛者多有起居不慎，感受外邪的病史；内伤头痛者常有饮食，劳倦、房事不节，病后体虚等病史。

（二）检查

头痛的诊断应注重病史及临床症状特点。此外，还应常规作血压、血常规等项检查，必要时可作经颅多普勒，脑电图，脑脊液、颅脑 CT 或 MRI 等项检查以明确头痛的病因。如疑为眼，耳、鼻、口腔疾病所导致者，可作五官科相应检查。

四、中医脐疗及穴位敷贴法

1. 穴位敷贴（肝阳上亢型）

【穴位】 涌泉。

【药物】 吴茱萸。

【制法】 取吴茱萸 3~5 g，研成粉末，用适量白米醋调成糊状，置于特制贴膜中间，厚薄适中，宽度以能覆盖敷贴部位为度。

【用法】 用消毒棉签消毒双侧涌泉穴后，敷贴于双侧涌泉穴，药粉干燥后撤除，每天 1 次，7 天为 1 个疗程。

【附记】 引自 2017 年《临床合理用药杂志》。

2. 穴位敷贴（偏头痛）

【穴位】 翳风、膈俞、风市、涌泉、太冲。

【药物】 川芎、蔓荆子、白芷、羌活、元胡、牛膝、桔梗。

【制法】 上药各等分沿末以蜂蜜和生理盐水调匀，制成直径 2 cm，厚 2 mm 的中药糊状饼，均匀涂敷于无菌胶布上。

【用法】 敷贴于相应穴位，留置 4 小时后揭下，每天 2 次。

【附记】 引自 2014 年《中国老年学杂志》。

3. 白芥子膏（风寒型）

【穴位】 太阳穴。

【药物】 白芥子、川芎各 30 g，细辛、白芷、甘遂、元胡各 15 g，半夏、乳香、没药各 10 g。

【制法】 上药粉碎过筛，装瓷缸血备用。

【用法】 取药末 6 g，鲜生姜汁调膏，分摊于 2 块直径为 3 cm 的塑料薄膜或敷料上，贴于太阳穴（双），胶布固定。每次贴 2~4 小时。

【附记】 引自 1995 年《实用中医药杂志》。

第四节　胃　　痛

一、概述

胃痛，又称胃脘痛，是指以上腹胃脘部近心窝处疼痛为主症的病症。

二、病因病机

主要是由外邪犯胃、饮食伤胃、情志不畅和脾胃素虚等，导致胃气郁滞，胃失和降，不通则痛。

三、诊断要点

（一）临床表现

（1）以上腹胃脘部近心窝处发生疼痛，其疼痛有胀痛、刺痛、隐痛、剧痛等性质的不同。

（2）常伴食欲不振，恶心呕吐，嘈杂泛酸，嗳气吐腐等上胃肠道症状。

（3）发病特点：以中青年居多，多有反复发作病史，发病前多有明显的诱因，如天气变化、恼怒、劳累、暴饮暴食、饥饿、饮食生冷干硬、辛辣烟酒，或服用有损脾胃的药物。

（二）检查

电子或纤维胃镜、上消化道钡餐造影等检查可作急、慢性胃炎，胃、十二指肠溃疡病、胃黏膜脱垂等的诊断，并可与胃癌作鉴别诊断；幽门螺杆菌（Hp）检测可查是否为 Hp 感染；胆红素、转氨酶、淀粉酶化验和 B 超、CT 等检查可与肝、胆、胰疾病作鉴别诊断；腹部透视可与肠梗阻、穿孔作鉴别诊断；血常规可协助与阑尾炎早期作鉴别；心酶谱、肌钙蛋白、心电图检查可与冠心病、心绞痛、心肌梗死作鉴别诊断。

四、中医脐疗及穴位敷贴法

1. 穴位敷贴联合温经姜疗（脾胃虚寒型）

【穴位】　1组：中脘、关元、三阴交、脾俞、天枢、大椎。

2组：膈俞、胃俞、上脘、下脘、气海、足三里。

【药物】 黄芪 30 g、白芍 20 g、桂枝 15 g、干姜 10 g、吴茱萸 20 g。

【制法】 上药打粉备用，用鲜榨生姜汁加 2 ml 黄酒将药粉调制为泥状。

【用法】 取适量的药泥放在 6 cm×7 cm 的一次性敷贴中央，并固定在相应的穴位上，根据单双日进行交替敷贴，每次敷贴时间为 4～6 小时。7 天为 1 个疗程，共 2 个疗程。同时配合姜疗。

【附记】 引自 2015 年《时珍国医国药》。

2. 穴位敷贴（脾胃湿热型）

【穴位】

1 组：神阙、内关、公孙、足三里、梁门。

2 组：梁门、中院、内关、足三里、建里。

3 组：中脘、内关、公孙、足三里、合谷。

【药物】 黄连、木香、元胡、栀子（1∶1∶1∶1）。

【制法】 将上述药物烘干后碾成细粉，密封，恒温（冰箱保鲜）保存备用。用时加辅料、促渗剂调成糊状，制成直径为 1 cm、厚度为 0.2 cm、重量约 1 g 大小药饼，放在面积约 2.5 cm×2.5 cm 的医用胶布中间。

【用法】 上胶布敷贴于相应穴位，3 组穴位交替进行。

3. 穴位敷贴配合耳穴埋豆（肝胃气滞型）

【穴位】 神阙、胃腧、天枢、中脘、关元。

【药物】 高良姜 10 g，川芎 10 g，木香 15 g，砂仁 15 g，吴茱萸 10 g，徐长卿 10 g，醋元胡 10 g，佛手 10 g，黄连 10 g，炒白芍 15 g，炙甘草 10 g。

【制法】 上药做成 2 cm×2 cm 的温胃止痛的黄褐色贴膏。

【用法】 贴于患者主穴穴位上，每天 1 次，7 天为一疗程，共两个疗程。同时配以耳穴埋豆法，取穴肝、胃、脾、神门，核对取穴是否正确，核对后用 75％的酒精消毒耳部皮肤，左手固定耳郭，右手取王不留行籽贴，对准穴位点敷贴好，隔日一次，14 天为 1 个疗程，共 1 个疗程。

【附记】 引自 2017 年《临床医药文献电子杂志》。

4. 安胃贴

【穴位】 神阙。

【药物】 苍术、厚朴各 60 g，陈皮、花椒、吴茱萸各 50 g，甘草 30 g。

【制法】 上药共为极细粉，加入炼蜜 270 g 搅拌均匀，制成 3 g 圆饼；置无纺胶布上。

【用法】 将安胃贴的药芯贴于神阙穴，每天换药 1 次，5 次为 1 个疗程，共治疗 2～3 疗程。

【附记】 引自 2002 年《陕西中医》。

第五节　呕　　吐

一、概述

呕吐是指胃失和降，气逆于上，迫使胃中之物从口中吐出的一种病症。临床以有物有声谓之呕，有物无声谓之吐，无物有声谓之干呕，故合称为呕吐。

二、病因病机

呕吐病因是多方面的，外感六淫、内伤饮食、情志不调、禀赋不足均可影响胃，是胃失和降，胃气上逆，发生呕吐。

三、诊断要点

（一）临床表现

（1）初起呕吐量多，吐出物多有酸腐气味，久病呕吐时作时止，吐出物不多，酸臭气味不甚。

（2）初起常伴有恶寒、发热、脉实有力。久病则伴精神萎靡，倦怠乏力，面色萎黄，脉弱无力等症。

（3）本病常有饮食不节，过食生冷，恼怒气郁，或久病不愈等病史。

（二）检查

可用胃镜、上消化道钡餐透视，了解胃粘膜情况及贲门、幽门口关闭情况及十二指肠黏膜膜的改变。若呕吐不止，伴有腹胀、矢气减少或无大便，应做腹部透视及腹部 B 超，以了解有无肠梗阻。若病人面色萎黄，呕吐不止，伴有尿少、浮肿，应及时化验肾功能，以排除急性肾功能衰竭、尿毒症所致呕吐。若病人暴吐，呈喷射状，应做头部 CT 或磁共振，排除颅脑占位性病变，也可以做腹部 B 超，了解胰腺及胆囊的情况，必要时结合化验血常规、尿淀粉酶、血淀粉酶。若呕吐不止，需化验检查电解质，了解有无电解质紊乱。育龄期妇女，应化验小便，查妊娠试验。

四、中医脐疗及穴位敷贴法

1. 穴位敷贴（肝胃不和型）

【穴位】　胃俞、中脘、内关、足三里、肝俞、太冲。

【药物】 熟地黄、党参、白芍、麦冬、炒白术、苏子各 15 g，当归、茯苓、神曲、陈皮各 10 g，砂仁 5 g。

【制法】 用时取中药方 1 剂磨成粉，用姜汁为药引，调成膏状，制成 0.5 cm×0.5 cm 大小，厚约 0.2 cm 的药垫。

【用法】 于每天早上将药垫置于所选穴位上，输液贴固定，每 2 小时观察敷贴处的皮肤，注意是否有发红、水泡、瘙痒等其他不适症状，并记录，4 小时后取下，每天 1 次，5 天为 1 个疗程，连续治疗 2 个疗程。

【附记】 引自 2016 年《新中医》。

2. 代温灸膏加压敷贴（外邪犯胃型）

【穴位】 内关。

【药物】 辣椒、肉桂、生姜、肉桂油，辅料为橡胶、松香、氧化锌、羊毛脂。

【制法】 成品。

【用法】 将膏药敷贴于内关穴，再用宽 1 cm、长 30～40 cm 的胶布加压缠绕，松紧以不感指端青紫、麻木、胀痛为度。药物加压敷贴内关穴每天 1 次，每次 6～8 小时，5 次为 1 个疗程。

【附记】 引自 2010 年《当代护士（专科版）》。

第六节 呃 逆

一、概述

呃逆是指胃气上逆动膈，以气逆上冲，喉间呃呃连声，声短而频，令人不能自制为主要表现的病症。西医内科学中的单纯性膈肌痉挛即属呃逆。

二、病因病机

病因多由饮食不当、情志不遂、和正气亏虚所致。基本病机是胃失和降，气逆动膈。

三、诊断要点

（一）临床表现

（1）呃逆以气逆上冲，喉间呃呃连声，声短而频，不能自止为主症，其呃声或高或低，或疏或密，间歇时间不定。

（2）常伴有胸膈痞闷，脘中不适，情绪不安等症状。

（3）多有受凉、饮食、情志等诱发因素，起病多较急。

（二）检查

单纯性膈肌痉挛无须做理化检查。胃肠钡剂 X 线透视及内窥镜检查可诊断与鉴别诊断胃肠神经官能症、胃炎、胃扩张、胃癌等；肝、肾功能及 B 超、CT 等检查可诊断与鉴别诊断肝硬化、尿毒症、脑血管病以及胸、腹腔肿瘤等。

四、中医脐疗及穴位敷贴法

1. 穴位敷贴（顽固性）

【穴位】　足三里。

【药物】　吴茱萸 1 g、生姜 1 g。

【制法】　加食用醋 2 ml 调制成糊状，均匀涂抹于穴位贴片上，准备 2 份备用。

【用法】　以拇指依次指压按摩双侧足三里穴，手法（按法、摩法）由轻到重，使患者有明显酸胀发热感，每穴持续 5 分钟，每分钟按压 15～20 次。根据患者耐受，掌握力度大小。按摩后，将备好的 2 份吴茱萸药膏分别敷贴于患者双侧足三里穴位上，保持 4～6 小时，每天更换 1 次，7 天为 1 个疗程。

【附记】　引自 2018 年《新疆中医药》。

2. 神阙贴

【穴位】　神阙。

【药物】　半夏、厚朴、升麻、丁香、代赭石等。

【制法】　现代制作工艺制成。

【用法】　采用神阙敷贴脐治疗，每天 1 次，每 24 小时更换药贴 1 次，7 次为 1 个疗程。

【附记】　引自 2010 年《山西中医》。

3. 姜泥敷脐

【穴位】　神阙。

【药物】　生姜 100 g。

【制法】　捣烂成泥。

【用法】　上药敷在肚脐上，以高出肚脐 0.5 cm、范围大小约 2 cm×2 cm 为宜，四周用脱脂药棉围住，上面用塑料纸和宽胶布固定，同时嘱病人作缓慢而深长的呼吸动作。记录呃逆停止的时间。呃逆停止后维持姜泥敷脐 4 小时，观察呃逆是否复发，如呃逆未再复发，即可将姜泥除去，抹净皮肤。

【附记】　引自 2004 年《国际医药卫生导报》。

第七节 泄 泻

一、概述

泄泻是以排便次数增多，粪质稀溏或完谷不化，甚如水样为主的病证。古有将大便溏薄而势缓者称为泄，大便清稀如水而势急者称为泻，现临床一般统称泄泻。

二、病因病机

病因有感受外邪，饮食所伤，情志不调，禀赋不足，及久病脏腑虚弱等。基本病机是脾病湿盛，脾胃运化功能失调，肠道分清泌浊、传导功能失司。

三、诊断要点

（一）临床表现

（1）以大便粪质溏稀为诊断的主要依据，或完谷不化，或粪如水样，或大便次数增多，每天三五次以至十数次以上。

（2）常兼有腹胀、腹痛、腹鸣、纳呆。

（3）起病或急或缓，暴泻者多有暴饮暴食或误食不洁之物的病史。迁延日久，时发时止者，常由外邪、饮食或情志等因素诱发。

（二）检查

粪便检查比较重要，应认真观察病者新鲜粪便的量、质及颜色；显微镜下粪检包括观察血细胞数及病原体；粪便培养可找出病原菌等。慢性泄泻可行结肠内窥镜、小肠镜检查，可直接观察，同时采取渗出物、镜检或培养、活体组织协助诊断；同时可排除胃肠道肿瘤。关于 X 线检查，慢性腹泻可考虑做结肠钡剂灌肠及全消化钡餐检查，以明确病变部位；腹部 B 超或 CT 检查有助于胰腺病变、腹腔淋巴瘤等疾病的诊断。此外，一些全身性疾病如甲亢、糖尿病、慢性肾功能不全等也可引起腹泻，可进行相关检查有助于明确诊断。

四、中医脐疗及穴位敷贴法

1. 中药敷脐（脾虚型）

【穴位】 神阙。

【药物】 干姜 10 g，白术 10 g，党参 10 g，丁香 6 g，乌药 10 g，香附 10 g，肉桂 10 g。

【制法】 将上述药物经粉碎机研末，过滤后加入黄酒搅拌成糊状。

【用法】 取适量药物填满整个肚脐，用输液贴固定，6～8 小时/次，每天 1 次。连续治疗 3 周。

【附记】 引自 2013 年《中医药导报》。

2. 中药敷脐（寒湿型）

【穴位】 神阙。

【药物】 丁香 3 g、吴茱萸 6 g、胡椒 3 g、车前子 9 g、肉桂 3 g、白术 6 g。

【制法】 将以上药物共研细末，混匀后加食醋适量调成糊状。

【用法】 上药敷于脐部，用胶布或伤湿止痛膏固定。

【附记】 引自 2008 年《中国实用乡村医生杂志》。

3. 伏阳灸穴贴（脾肾阳虚型）

【穴位】 1 组：中脘、天枢、神阙、关元。

2 组：脾俞、肾俞。

【药物】 黄芪 180 g、吴茱萸 60 g、附子 60 g、防风 60 g、白术 60 g、延胡索 60 g、细辛 30 g。

【制法】 上药研磨为末，制成膏剂备用。

【用法】 扶阳灸第 1 组和第 2 组穴位，将姜切成 5 cm×3.5 cm×0.8 cm 的姜片置于应灸的腧穴上，第 1 组穴和第 2 组穴轮换取穴，将长 2 cm 艾条放在姜片上，点燃施灸，灸至皮肤潮红湿润为度。15～30 分钟，艾炷燃尽，将姜片取下即可。将温补脾肾的药物敷贴在相应穴位。

【附记】 引自 2013 年《长春中医药大学学报》。

第八节 痞 满

一、概述

痞满是指以自觉心下痞塞，胸膈胀满，触之无形，按之柔软，压之无痛为主要症状的病症。

二、病因病机

感受外邪、内伤饮食、情志失调等可引起中焦气机不利，脾胃升降失职而发生痞满。

三、诊断要点

（一）临床表现

（1）临床以胃脘痞塞，满闷不舒为主症，并有按之柔软、压之不痛，望无胀形的特点。

（2）发病缓慢，时轻时重，反复发作，病程漫长。

（3）多由饮食、情志、起居、寒温等因素诱发。

（二）检查

电子或纤维胃镜可诊断慢性胃炎并排除溃疡病、胃肿瘤等，病理组织活检可确定慢性胃炎的类型以及是否有肠上皮化生、异型增生，X 线钡餐检查也可以协助诊断慢性胃炎、胃下垂等，胃肠动力检测（如胃肠测压、胃排空试验、胃电图等）协助诊断胃动力障碍、紊乱等，幽门螺杆菌（Hp）相关检测可查是否为 Hp 感染，B 超、CT 检查可鉴别肝胆疾病及腹水等。

四、中医脐疗及穴位敷贴法

1. 穴位敷贴（肝郁气滞型）

【穴位】 梁门、足三里、天枢、太冲、申脉、照海。

【药物】 白芥子 10 g、厚朴 10 g、柴胡 10 g、白芍 15 g、川芎 15 g、枳实 15 g、陈皮、甘草、香附、威灵仙各 30 g。

【制法】 上药研磨成粉状，姜汁调成。

【用法】 给予穴位按摩配合穴位敷贴，取双侧穴位，两手拇指腹进行按揉压力由轻至重，患者感觉酸、麻、胀时持续 2 分钟再由重到轻，重复上述过程，每个穴位各按摩 3 分钟，每天 1 次；穴位敷贴是清洁完皮肤，将药物置于胶布粘面正中，再对准以上腧穴进行粘贴，24 小时更换敷贴。

【附记】 引自 2016 年《四川中医》。

2. 穴位敷贴（肝胃不和型）

【穴位】 神阙、中脘、关元、天枢。

【药物】 当归 30 g、丹参 20 g、乳香、没药、枳实各 15 g，厚朴、木香各 10 g。

【制法】 用粉碎机把药物制成粉末，过细目筛筛过，混合拌匀，用醋调成稠糊状。

【用法】 上药敷贴于穴位处，直径1 cm左右，以纱布、医用胶布固定，对胶布过敏者用低敏胶带或以绷带固定，配合直流电治疗，每天1次，4～6小时/次，连续治疗10天。

【附记】 引自2012年《陕西中医》。

3. 穴位敷贴（脾胃虚寒型）

【穴位】 神阙、中脘、足三里。

【药物】 黄芪、白术、白芍、桂枝、干姜、吴茱萸、丁香等。

【制法】 上药研为细粉，密封备用。

【用法】 先用姜汁将研为细粉的中药调成糊状，放在一次性敷贴中央，取生姜擦涂穴位皮肤，将敷贴固定于穴位上，4～6小时取下，每天敷贴1次，6次为1个疗程。

【附记】 引自2016年《全科护理》。

第九节 痹 证

一、概述

痹证是由于风、寒、湿、热等邪气闭阻经络，影响气血运行，导致肢体筋骨、关节、肌肉等处发生疼痛、重着、酸楚、麻木，或关节屈伸不利，僵硬，肿大，变形等症状的一种疾病。轻者病在四肢关节节肌肉，重者可内舍于脏。

二、病因病机

感受外邪是痹症发生的外在条件。正虚卫外不固是痹症发生的内在基础。风、寒、湿、热、痰、瘀等邪气滞留肢体筋脉、关节肌肉，经脉闭阻，不通则痛，是痹证的基本病机。

三、诊断要点

（一）临床表现

（1）临床表现为肢体关节、肌肉疼痛，屈伸不利，或疼痛游走不定，甚则关节剧痛、肿大，强硬、变形。

（2）发病及病情的轻重常与劳累以及季节，气候的寒冷、潮湿等天气变化有关，某些痹证的发生和加重可与饮食不当有关。

（3）本病可发生于任何年龄，但不同年龄的发病与疾病的类型有一定的关系。

（二）检查

病变相关部位的骨关节 X 线和 CT 等影像学检查常有助于本病的诊断和了解骨关节疾病的病变部位与损伤程度。实验室检查如抗溶血性链球菌"O"、红细胞沉降率、C-反应蛋白、黏蛋白、血清免疫球蛋白、类风湿因子、血清抗核抗体，血清蛋白电泳、血尿酸盐及关节镜等检查，有助于西医相关疾病的诊断与鉴别诊断。

四、中医脐疗及穴位敷贴法

1. 穴位敷贴（风寒湿痹）

【**药物**】 鸡血藤 30 g，赤芍、川续断、伸筋草、寄奴、乳香、没药、透骨草、羌活、独活、制川乌、草乌、藤黄、杜仲、松节各 20 g，大黄 15 g。

【**制法**】 上药共粉碎为细粉，过筛，混匀。取凡士林加热融化，放冷至半凝，分次加入粉碎细粉，搅拌均匀，加入樟脑与液状石蜡研磨成细糊，继续搅拌，至凝即可用。

【**用法**】 清洁膝关节皮肤，取适量药膏，把药膏涂于 6 cm×6 cm 的方形棉料上，药膏厚度约 3 mm，将膏药贴放在膝关节相应部位，每天换药 1 次，14 天为 1 个疗程。

【**附记**】 引自 2018 年《中国中医急症》。

2. 穴位敷贴（痰瘀痹阻证）

【**穴位**】 肩关节取肩髎、肩髃、肩贞。

肘关节取曲池、少海、尺泽、肘髎。

腕关节取阳溪、合谷、阳谷、阳池。

掌指关节取八邪、合谷、三间、后溪、中渚。

指关节取四缝、中魁、阿是穴。

膝关节取血海、膝眼、阳陵泉、阴陵泉、梁丘。

踝关节取昆仑、丘墟、解溪、商丘、照海。

跖趾关节取八风、太冲、陷谷。

【**药物**】 生半夏、生南星、白附子、白芥子、麻黄、川芎、青风藤、乳香、没药。

【制法】　上药按一定比例研末，加蜂蜜、碎木屑搅拌调匀，并用加热的食用植物油调匀，最后在冷水中冷却。

【用法】　根据患部，将药泥均匀敷贴在所取穴位。药泥厚度约 0.3 cm，外用不透气的胶贴包扎固定。于 24～48 小时内揭去，以患者自觉外敷处热辣为度，揭去时患部皮肤可有充血潮红或起泡。每周 2 次，共治疗 4 周。

【附记】　引自 2013 年《上海针灸杂志》。

第十节　遗　精

一、概述

遗精是指不因性生活而精液遗泄的病证，其中因梦而遗精的称"梦遗"，尤梦而遗精，甚至清醒时精液流出的谓"滑精"。必须指出，凡成年未婚男子，或婚后夫妻分居，长期无性生活者，一月遗精 1～2 次属生理现象，如遗精次数过多，每周 2 次以上，或清醒时流精，并有头昏，精神萎靡，腰腿酸软，失眠等症，则属病态。

二、病因病机

本病的发生，多由劳心太过，欲念不遂，饮食不节，恣情纵欲诸多因素所致。其基本病机为肾失封藏，精关不固。

三、诊断要点

(一) 临床表现

(1) 男子梦中遗精，每周超过 2 次以上；或清醒时，不因性生活而排泄精液者。

(2) 常伴有头昏，精神萎靡，腰腿酸软、失眠等症。

(3) 本病常有恣情纵欲，情志内伤，久嗜醇酒厚味等病史。

(二) 检查

遗精一证在西医学中常可伴见于多种器质性疾病中。为查明病因，体格检查有无包茎、包皮过长、包皮垢刺激。直肠指诊、前列腺 B 超、前列腺液常规检查有助于前列腺疾病的诊断，精液抗原检查可帮助发现精囊炎。

四、中医脐疗及穴位敷贴法

1. 穴位敷贴

【穴位】 四满穴（脐下 2 寸，旁开 0.5 寸）。

【药物】 五倍子。

【制法】 上药磨细成粉，用生理盐水调稀成糊状。

【用法】 将糊状五倍子浆调与 3～4 cm 的普通胶布上贴入四满穴。每 3 天换 1 次，每 3 次为 1 个疗程。

【附记】 引自 1986 年《新疆中医药》。

2. 中药敷脐

【穴位】 神阙。

【药物】 黄柏 20 g、知母 20 g、茯苓 20 g、五倍子 30 g、枣仁 20 g。

【制法】 上药研细末混匀，置瓶备用。

【用法】 患者每晚睡前用酒精等清洁脐部，取五君散约 10 g 加蜂蜜调成糊状捏成圆形药饼，贴于脐窝，上覆清洁塑料薄膜一块，外盖纱布，胶布固定。第二晚洗去前药，再如前法局敷，连续敷贴 10 次为 1 个疗程。

【附记】 引自 1995 年《中医外治杂志》。

第十一节 癃　闭

一、概述

癃闭是以小便量少，排尿困难，甚则小便闭塞不通为主一种病症。"癃"是小便点滴不爽，"闭"是小便点滴不出，因临床上发病初期以小便短少点滴为主要临床表现，继则闭塞不通，故合称"癃闭"。

二、病因病机

癃闭的病因主要有外邪侵袭、饮食不节、情志内伤、瘀浊内停、体虚久病五种。基本病理机制为膀胱气化功能失调。

三、诊断要点

(一) 临床表现

（1）尿频、尿急：是一种早期症状。日间及夜间以排尿次数增多，且逐渐加重。

（2）排尿困难：表现为排尿等待，尿流变细，或排尿中断，或尿末淋漓，或尿意不尽，或点滴排尿等。

（3）尿失禁多为晚期症状，即充盈性尿失禁，又称假性尿失禁。

（4）血尿或脓尿。

(二) 检查

1. 实验室检查

尿液检查，有红细胞、脓细胞。重者血尿素氮、血肌酐上升。

2. 其他检查

（1）残余尿测定，是重要的诊断方法之一。残余尿量在 20～40 ml，为轻度增生；40～60 ml 为中度增生；60 ml 以上为重度增生。

（2）膀胱镜检查。

（3）B 型超声波检查分为经腹部 B 超检查和经直肠 B 超检查。

（4）X 线检查腹部平片排泄性尿路造影、膀胱造影等。

（5）尿流动力学检查。

四、中医脐疗及穴位敷贴法

栀子通尿贴（脾肾阳虚、湿热互结于膀胱型癃闭）。

【穴位】　神阙。

【组成】　栀子 3～5 枚（研末备用），独头蒜一头（质地充实），面盐少许。

【制法】　将栀子末、蒜、面盐少许同放在捣药罐中，捣碎成黏糊状。

【用法】　平摊在纱布上，患者平卧将药敷在脐中用胶布固定。

【附记】　引自 2007 年《光明中医》

第十二节　便　　秘

一、概念

便秘是指粪便在肠内滞留过久，秘结不通，排便周期延长，但粪质干结，排除艰难，或粪质不硬，虽有便意，但便而不畅的病症。

二、病因病机

便秘的病因主要有饮食不节、情志失调、外邪犯胃、禀赋不足等。病机主要是热结、气滞、寒凝、气血阴阳亏虚引起肠道传导失司。

三、诊断要点

（1）排便间隔时间超过自己的习惯 1 天以上，或两次排便时间间隔 3 天以上。

（2）大便粪质干结，排出艰难，或欲大便而艰涩不畅。

（3）常伴腹胀、腹痛、口臭、纳差、神疲乏力、头眩、心悸等症。

（4）本病常有饮食不节、情志内伤、劳倦过度等病史。

四、中医脐疗及穴位敷贴法功能性便秘

【穴位】 天枢、关元、气海、大肠俞。

【组成】 川乌 250 g、白芷 500 g、花椒 500 g、白附子 100 g、干姜 250 g、川芎 500 g、细辛 200 g。

【制法】 上方共研细末，黄酒调敷。

【用法】 每次于相应穴位上敷贴 4 小时，每天 1 次，30 天为 1 个疗程。

【附记】 引自 2013 年《针灸推拿》。

第十三节　失　　眠

一、概述

不寐是以经常不能获得正常睡眠为特征的一类病证，主要表现为睡眠时间、深度的不足，轻者入睡困难，或寐而不酣，时寐时醒，或醒后不能再寐，重则彻夜不寐，常影响人们的正常工作、生活、学习和健康。

二、病因病机

不寐的病因主要有饮食不节，情志失常，劳倦、思虑过度，及病后、年迈体虚等。病机总属阳盛阴衰，阴阳失交。

三、诊断要点

（1）轻者入寐困难或寐而易醒，醒后不寐，连续 3 周以上，重者彻夜难眠。

（2）常伴有头痛、头昏、心悸、健忘、神疲乏力、心神不宁、多梦等症。

（3）本病症常有饮食不节，情志失常，劳倦、思虑过度，病后，体虚等病史。

四、中医脐疗及穴位敷贴法

1. 心肾不交型失眠

【穴位】 神阙。

【组成】 酸枣仁 60 g、当归 30 g、地黄 15 g、杜仲 15 g、远志 10 g、茯神 45 g。

【制法】 将上述重要研磨成粉末，混合均匀。

【用法】 每天 1 小勺，里加少许炒过的精盐，放在肚脐中央，以医用胶布封口，8 小时后取出，每天 1 次，持续敷 1 个月。

【附记】 引自 2018 年《中国中医药现代远程教育》。

2. 肝火扰心、肾阳虚衰型失眠

【穴位】 三阴交、照海穴、涌泉穴。

【组成】 黄连 4 g、肉桂 4 g、酸枣仁 4 g。

【制法】 上述进行碾磨，然后将碾磨后的粉剂加入蜂蜜制成膏状。

【用法】 在患者相应穴位进行睡前敷贴，在第 2 天早起时取下，每天 2 次，3 周为 1 个疗程。

【附记】 引自 2018 年《深圳中西医结合杂志》。

第五章
五官科疾病脐疗及穴位敷贴疗法

第一节 耳 鸣

一、概述

耳鸣是累及听觉系统的许多疾病不同病理变化的结果，病因复杂，机制不清，主要表现为无相应的外界声源或电刺激，而主观上在耳内或颅内有声音感觉。在临床上它既是许多疾病的伴发症状，也是一些严重疾病的首发症状（如听神经瘤）。

二、病因病机

耳鸣耳聋有虚实之分，实者多因外邪或脏腑实火上扰耳窍，抑或瘀血、痰饮蒙蔽清窍；虚者多为脏腑虚损、清窍失养所致。

三、诊断要点

（一）临床表现

（1）可有耳外伤史、爆震史、噪声接触史、耳毒性药物用药史、耳流脓史、其他全身疾病史等。

（2）临床症状

1）耳鸣：可急性起病，亦可缓慢起病；既可为单侧亦可为双侧；可呈持续性，也可呈间歇性；耳鸣的音调可呈高音调（如蝉鸣声、汽笛声、口哨声等），亦可呈低音调（如机器声、隆隆声等）；一般在夜间或安静时加重，严重时可影响睡眠及对生活、工作、情绪产生干扰；多数耳鸣患者伴有听力下降。

2）耳聋：轻者听音不清，重者完全失听。突发耳聋者以单侧为多见，常伴有耳鸣及眩晕，少数亦有双侧同时发生者；缓慢发生的渐进性耳聋多为双侧。部分耳聋可呈波动性听力下降。

（二）检查

（1）外耳道及鼓膜检查。

（2）听力学检查：如音叉试验、纯音测听、耳鸣音调与响度测试、声导抗测试、电反应测听等。

（3）影像学检查：如颞骨及颅脑 X 线、CT、MRI 等检查。

四、中医脐疗及穴位敷贴法

加味磁朱膏（实证耳鸣）。

【穴位】　涌泉。

【组成】　磁石 30 g、朱砂 2～3 g、吴茱萸 15～20 g。

【制法】　将前三味药共研细末，用食醋调为膏状，摊于两块干净的白布上备用。

【用法】　将患者双足用温水洗净擦干，用双手掌交叉搓摩两足心，搓 5～10 分钟，待两足心发热后迅速将备好的加味磁朱膏敷于双足涌泉穴上，外用绷带或胶布固定。每晚治疗 1 次，每次敷药 6～8 小时，7 天为 1 个疗程。

【附记】　引自 1998 年《中医外治杂志》。

第二节　过敏性鼻炎

一、概述

过敏性鼻炎是指以突然和反复发作的鼻痒、打喷嚏、流清涕、鼻塞等为主要特征的鼻病。本病为临床上较常见和多发的疾病，亦可常年性发病，亦可季节性发作。

二、病因病机

本病多由脏腑虚损，正气不足，腠理疏松，卫表不固，风邪、寒邪或异气侵袭，寒邪束于表皮，阳气无从泄越，故喷而上出为嚏。

三、诊断要点

(一) 临床表现

（1）部分病人有过敏史及家族史。

（2）本病发作时主要表现为鼻痒、喷嚏频频、清体如流水、鼻塞，呈阵发性，具有突然发作和反复发作的特点。

(二) 检查

在发作期鼻黏膜多为灰白或淡蓝色，亦可充血色红，在间歇期以鼻甲肿大，鼻腔有较多水样分泌物，在间歇期以上特征不明显。

四、中医脐疗及穴位敷贴法

1. 鼻炎膏

【穴位】 迎香、印堂。

【组成】 细辛1份、苍耳子1份、辛夷花1份、白芷1份、薄荷1份、冰片1份。

【制法】 焙干研末，装瓶备用，将以上药末加入适量醋，做成黄豆大小的醋药丸。

【用法】 将上述药丸每晚用胶布固定于迎香穴（双侧）、印堂穴。配合用消毒棉球蘸取药末轻轻塞于鼻腔深处，两鼻交替用药每天3~5次，以出现多次喷嚏为佳，连续用药四周。有季节性发作史的，冬季发作可夏天治疗；夏天发作可冬天治疗。

【附记】 引自2011年《江西省中医药学会》。

2. 鼻炎贴

【穴位】 肺俞、内关、大椎、合谷、膏肓。

【组成】 白芥子、辛夷花、延胡索、黄芪、细辛、皂荚、麻黄。

【制法】 按照比例通过新鲜生姜汁调制成糊状、膏状。

【用法】 每年于三伏、三九数之日各贴1次，在相应穴位处敷贴药膏并进行固定，每次贴4小时左右（儿童患者视其耐受性而定），共贴6次，在敷贴当日不可洗澡。

【附记】 引自2014年《现代养生》。

第三节　鼻　窦　炎

一、概述

　　鼻窦炎是指以鼻流浊涕、量多不止为主要特征的鼻病。临床上常伴有头痛、鼻塞、嗅觉减退等症状，是鼻科的常见病、多发病之一。

二、病因病机

　　本病实证多因外邪侵袭，引起肺、脾胃、胆之病变而发病；虚证多因肺、脾脏气虚损，邪气久羁，滞留鼻窍，以致病情缠绵难愈。

三、诊断要点

（一）临床表现

　　（1）可有伤风鼻塞病史。

　　（2）以脓涕量多为主要症状，常同时伴有鼻塞及嗅觉减退，症状可局限于一侧，也可为双侧同时发生，部分病人可伴有明显的头痛，头痛的部位常局限于前额、鼻根部或颌面部、头顶部等，并有一定的规律性。

（二）检查

　　鼻黏膜充血肿胀，尤以中鼻甲及中鼻道为甚，或淡红，中鼻甲肥大或呈息肉样变，中鼻道、典沟、下鼻道或后鼻孔可见脓涕。前额部、颌面部或鼻根部可有红肿及压痛。鼻窦 X 线或 CT 检查常显示窦腔模糊、密度增高及混油，或可见液平面。上颌窦冲洗可了解窦内有无脓液及其性质、量、气味等，但此项检查需在病人无发热，全身症状基本消失的情况下施行。

四、中医脐疗及穴位敷贴法

　　鼻渊 1 号（虚寒型）。

　　【穴位】　太阳、迎香、印堂、承泣、合谷、曲池、鼻通（鼻通穴在鼻梁上下之间的中点两旁约 0.5 cm 处）。

　　【组成】　人参、黄芪各 30 g，辛夷、细辛、防风、白芷、羌活、荆芥各 60 g，藁本、升麻、桔梗、川芎、诃子各 50 g，生南星、半夏、苍术 40g。

【制法】 将以上药物共为粗末，装在盛75％酒精玻璃容器中，药末与酒精比为1：1.5，浸泡1周后，用蒸馏水提取精制药液，装瓶备用。

【用法】 施用时在0.3 cm×4 cm的胶布上放浸好药液的赤豆大棉球一个，棉球对准选用的穴位，然后用胶布固定。每次可选2～3对穴位，敷贴20～30分钟为宜。10天为1个疗程。

【附记】 引自1987年《辽宁中医杂志》。

第四节　扁桃体炎

一、概述

扁桃体炎是指以咽痛或异物感不适，喉核红肿，表面可有黄白脓点为主要特征的咽部疾病。本病是临床常见病、多发病之一，以儿童及青年为多见。急性发病者，多为实热证，好发于春秋两季，有传染性，偶可流行暴发。病程迁延、反复发作者，多为虚证或虚实夹杂证。

二、病因病机

起病急者，多为风热之邪乘虚外袭，火热邪毒搏结喉核而致。若病久体弱，脏腑失调，邪毒久滞喉核，易致病程迁延，反复发作。

三、诊断要点

(一) 临床表现

(1) 常有受凉、疲劳、外感病史或咽痛反复发作史。

(2) 急骤发作者，咽痛剧烈，吞咽困难，痛连耳窍。全身可伴有畏寒、高热、头痛、纳差、乏力，周身不适等。小儿可有高热、抽搐、呕吐、昏睡等症。迁延日久者，咽干痒不适，哽哽不利，或咽痛、发热反复发作。

(二) 检查

起病急骤者，喉核红肿，连及喉关，喉核上可有黄白色脓点，重者喉核表面腐脓成片，但不超出喉核范围，且易拭去。迁延日久可见喉关暗红，喉核肥大或干瘪，表面凹凸不平，色暗红，上有白屋点，挤压喉核，有白色腐物，有喉核隐窝口溢出。

四、中医脐疗及穴位敷贴法

釜底抽薪散（小儿急性扁桃体炎）。

【穴位】　涌泉。

【组成】　吴茱萸、大黄、黄连、胆南星各 3 g。

【制法】　将药物研成细末，用食醋调成糊状，并用干净纱布包好。

【用法】　睡前用温开水洗脚，熟睡后将药物敷于双足涌泉穴，并用纱布包扎固定，敷贴时间不低于 8 小时，两组均连续治疗 5 天。

【附记】　引自 2015 年《中国临床研究》。

第五节　咽　　炎

一、概述

咽炎是指以咽痛或异物感不适、咽部红肿为主的咽部疾病。或喉底有颗粒状突起为主要特征的咽部疾病。西医学的咽炎及某些全身性疾病在咽部的表现可参考本病进行辨证施治。

二、病因病机

主要为外邪侵袭，上犯咽喉；肺胃热盛，上攻咽喉；肺肾阴虚，虚火上炎；脾胃虚弱，咽喉失养；脾肾阳虚，咽失温煦；痰凝血瘀，结聚咽喉；饮食不节，损伤脾胃，运化失常，水湿停聚为痰，凝结咽喉；或喉痹反复发作，余邪滞留于咽喉，久则经脉瘀滞，咽喉气血壅滞而为病。

三、诊断要点

（一）临床表现

（1）多有外感病史，或咽痛反复发作史。

（2）起病急者，多表现为咽部疼痛为主，吞咽时咽痛加重；病久者，则可出现咽干、咽痒、咽部微痛及灼热感、异物感、哽哽不利等种种咽喉不适的症状。

（二）检查

咽黏膜充血、肿胀，咽后壁或见脓点；或见咽黏膜肥厚增生，咽后壁颗粒状隆起；或见咽黏膜干燥。

四、中医脐疗及穴位敷贴法

1. 定喘膏

【穴位】 天突、廉泉、天容。

【组成】 白芥子、细辛、甘遂、延胡索，按 2∶2∶1∶1 的比例加工成粉末，贮藏于瓷瓶中备用。

【制法】 用时以生姜汁调匀，分别制成 1 cm² 大小药饼。

【用法】 用胶布将药饼固定于穴位上，敷贴 2～3 小时。如果有明显烧灼感，可提前取下，并湿敷以消炎药水。每 10 天 1 次，连续 5 次以观察疗效。慢性咽炎急性发作期，暂缓敷贴。

【附记】 引自 2007 年《浙江中医杂志》。

2. 咽炎贴

【穴位】 肺俞、风门、膈俞、天突。

【组成】 白芥子 30 g、延胡索 30 g、甘遂 15 g、细辛 15 g。

【制法】 共研成细末与生姜汁调成膏饼状，置于 4 cm×4 cm 的透气敷贴内。

【用法】 按要求贴于相应穴位，每穴 1 片。敷药时间为每年农历伏季的初、中、末伏的第 1 天，10∶00－14∶00，每 10 天治疗 1 次，共 3 次，3 次为 1 个疗程。一般成人 4～6 小时，儿童每次贴 2～4 小时。根据个体差异，医生会对敷贴时间做适当调整。

【附记】 引自 2012 年《中医药导报》。

第六章
外科、皮肤科疾病脐疗及穴位敷贴疗法

第一节 颈 椎 病

一、概述

颈椎病又称颈椎综合征，是颈椎骨关节炎、增生性颈椎炎、颈神经根综合征、颈椎间盘脱出症的总称，是一种以退行性病理改变为基础的疾患。

二、诊断要点

(一) 临床表现

颈椎病的临床症状较为复杂。主要有颈背疼痛、上肢无力、手指发麻、下肢乏力、行走困难、头晕、恶心、呕吐，甚至视物模糊、心动过速及吞咽困难等。颈椎病的临床症状与病变部位、组织受累程度及个体差异有一定关系。

(二) 检查

（1）颈椎病的试验检查。

（2）X 线检查。

（3）肌电图检查。

（4）CT 检查。

三、中医脐疗及穴位敷贴法

1. 五龙威灵膏

【组成】 威灵仙、穿山甲、穿山龙、凤仙草、伸筋草、乳香、没药、秦艽各 30 g，川乌、草乌、羌活、独活各 20 g，山楂 60 g，五味子 40 g，血竭 25 g，麝香 10 g，黄丹适量。

【制法】 熬制成膏。

【用法】 敷贴患处，每帖敷贴 10 天左右，3 帖为 1 个疗程。

【附记】 引自 1999 年《中医外治杂志》。

2. 羌葛双海散

【组成】 羌活、葛根、海桐皮、海风藤各 50 g，苏木、红花、三棱、生乳香、生没药各 30 g，麻黄、细辛各 15 g，防风、威灵仙各 20 g，皂角 30 g，大戟、制马钱子、生草乌、炮甲珠各 15 g，血竭、冰片、樟脑各 10 g，老鹤草、透骨草各 30 g 等。

【制法】 研末，袋装后，加水 4 000～5 000 ml，煎煮 15 分钟，加醋再煎 5 分钟取出。

【用法】 外敷病变部位，每次 30 分钟，每天 2 次，15 天为 1 个疗程，2 个疗程间隔 3 天。

【附记】 引自 1998 年《山西中医》。

3. 颈椎膏

【穴位】 大椎。

【组成】 鹿角霜 25 g，细辛 25 g，羌活 45 g，桂枝 25 g，柴胡 20 g，葛根 45 g，白芷 25 g，川芎 45 g，透骨草 10 g，蔓荆子 30 g，防风 20 g，秦艽 25 g，全蝎 20 g，良姜 20 g。

【制法】 以上诸药，共研细末，用米醋调成膏状备用。

【用法】 取 2～4 g 颈椎膏摊在纱布上，贴于大椎穴，用肤疾宁固定。每次贴 24 小时，隔天 1 次，8 次为 1 个疗程，疗程间休息 10 天。

【附记】 引自 1996 年《湖南中医杂志》。

第二节　急性腰扭伤

一、概述

急性腰扭伤是腰部肌肉、筋膜、韧带等软组织因外力作用突然受到过度牵拉而引起的急性撕裂伤，常发生于搬抬重物、腰部肌肉强力收缩时。

二、诊断要点

（一）临床表现

患者伤后立即出现腰部疼痛，呈持续性剧痛，次日可因局部出血、肿胀、腰痛更为严重；也有的只是轻微扭转一下腰部，当时并无明显痛感，但休息后次日感到腰部疼痛。腰部活动受限，不能挺直，俯、仰、扭转感困难，咳嗽、喷嚏、大小便时可使疼痛加剧。站立时往往用手扶住腰部，坐位时用双手撑于椅子，以减轻疼痛。腰肌扭伤后一侧或两侧当即发生疼痛；有时可以受伤后半天或隔夜才出现疼痛、腰部活动受阻，静止时疼痛稍轻、活动或咳嗽时疼痛较甚。检查时局部肌肉紧张、压痛及牵引痛明显，但无瘀血现象。

（二）检查

1. 压痛点

损伤早期，绝大多数患者有明显的局限性压痛，多位于腰骶关节、髂嵴后部或第 3 腰椎横突处，同时可扪及腰部肌肉，导致腰部明显紧张，并有压痛。

2. 腰部功能观察

腰部各个方向活动均受限，特别是前屈受限明显，检查时见患者上床、翻身、起坐困难，可与腰椎间盘突出症等压迫神经根引起的下肢痛相鉴别。

3. 特殊检查

直腿抬高试验及拾物试验可呈阳性，但加强试验为阴性。

4. X 线检查

可见脊柱腰段生理性前曲消失或有轻度侧曲。

三、中医脐疗及穴位敷贴法

1. 简方外治

【组成】 乳香、没药、冰片。

【制法】 乳香、没药以 1：1 的比例（药量按局部受伤面积大小而定）共研细末，加适量的冰片（乳香、没药与冰片的比例为 10：1），以 30%～50% 酒精调为糊状，装入纱布袋中摊成 0.5～1 cm 厚度。

【用法】 将所制药物置于患处，每天 1 次～2 次，一般 3～5 天即愈。

【附记】 引自 2005 年《中医外治杂志》。

2. 活血镇痛散

【组成】 红花 20 g、当归尾 20 g、川乌 25 g、草乌 20 g、赤芍 20 g、续断

20 g、乳香 25 g、没药 25 g、自然铜 30 g、血竭 15 g、米酒适量。

【制法】 将上药分别粉碎成粗粉，用平底宽口砂锅将红花、当归尾、川乌、草乌、赤芍、续断炒黄，然后加入乳香、没药、自然铜、血竭充分混合成散剂。

【用法】 以上散剂加入米酒适量混合成糊状，浸泡约 30 分钟。后用文火在砂锅内加温并同时搅 10 分钟，待药糊温度降至约 60℃时，用纱布包裹药糊在患者腰部（患者取俯卧位）滚动热敷，以剧痛点为中心，上下扩敷 10～15 cm，左右扩敷 6～10 cm。当温度降至患者适宜时（约 45℃），将药糊固定帖于剧痛点中心区热敷。如温度降至 35℃以下时，将药糊重新置入砂锅中，加米酒调到适度湿度，用文火加热到 50℃，反复上述治疗操作，60 分钟为 1 次治疗（每剂药可反复使用 4 次，在第 3 次使用时追加血竭粉 5 g），每天 2 次，共治疗 14 天。

【附记】 引自 2012 年《临床合理用药杂志》。

3. 四黄膏

【组成】 大黄 150 g，黄连 150 g，黄芩 150 g，生黄栀子 150 g。

【制法】 以上四味药物等份混合烘干粉碎为 100 目细粉，取适量黄凡士林加热至 100℃，投入粉碎好的药粉混匀，不断搅拌至凝固，低温储存备用。

【用法】 使用时取药膏加适量白酒、蜂蜜加热调为糊状，取 2～3 mm 厚度药膏放在纱布上敷贴于腰部患处，用 4～5 层纱布覆盖药物并用胶布固定，1～2 天更换 1 次药物。

【附记】 引自 2016 年《中国中医药现代远程教育》。

4. 消瘀止痛膏

【组成】 大黄 500 g，白芷、姜黄、乳香、没药各 150 g。

【制法】 诸药共研细末，每 100 g 药物加凡士林 200 g，先加热熔化凡士林，后加药物调匀成膏，贮藏备用。

【用法】 临床上视损伤部位大小，将药膏摊于棉垫之上，用绷带包扎固定。冬季 48 小时换药 1 次，夏季 24 小时换药 1 次，换药时须洗净皮肤。

【附记】 引自 2011 年《中医杂志》。

5. 自制中药外敷

【组成】 栀子 60 g，大黄、三七、玄明粉 10 g。

【制法】 上药粉碎，装袋封口，放置 50 度白酒中浸泡 1 天，取出控干。

【用法】 敷在患部，固定，每次 24 小时。（外敷过程中，如白酒挥发，可随时用白酒浸湿）。

【附记】　引自 2015 年《湖北中医杂志》。

第三节　慢性腰肌劳损

一、概述

慢性腰肌劳损是指腰部肌肉、韧带等积累性、机械性、慢性损伤，或急性腰扭伤后未获得及时有效的治疗而转为慢性者。

二、诊断要点

(一) 临床表现

患者无明显外伤史，部分患者有感受风寒湿邪病史，腰部隐痛反复发作，劳累后加重，休息后缓解。弯腰困难，持久弯腰时疼痛加剧，适当活动或经常变换体位后腰痛可减轻。睡觉时用小枕垫于腰部能减轻症状，常喜用两手叉腰，可使腰部感觉舒服并减轻疼痛。

(二) 检查

腰部外观多无异常，有时可见生理性前突变小。单纯性腰肌劳损的压痛点常位于棘突两旁的竖脊肌处，或髂嵴后部，或骶骨后面的竖脊肌附着点处。若伴有棘间、棘上韧带损伤，压痛点则位于棘间、棘突上。腰部活动功能多无障碍，严重者可稍有受限。直腿抬高试验阴性，神经系统检查无异常。

三、中医脐疗及穴位敷贴法

1. 祛痛散

【组成】　青风藤、海风藤、防风、土茯苓、川牛膝、狗脊、熟地各 100 g，土鳖虫、穿山甲、地龙、独活、秦艽各 150 g，桑枝、桂枝、威灵仙、细辛各 50 g。

【制法】　将上述药物打成粉过 20 目钢筛备用。用时将促渗剂噻酮和基质凡士林白调和上述药粉，用手抓起药粉稍加握力，以药液从手指缝挤出而不滴下为适度。再将药粉装入纱布袋压扁成药饼，厚度以 1～1.5 cm 即可。

【用法】 将药饼敷于患病部位，同时用风湿电泳仪进行药物离子导人。治疗每天 1 次，每次 50 分钟，15 次为 1 个疗程，间隔 2 天再进行下一个疗程。连续治疗 4 个疗程。

【附记】 引自 2013 年《中医临床研究》。

2. 双柏散

【组成】 黄柏 20 g、侧柏叶 10 g、大黄 10 g、泽兰 10 g、薄荷 10 g、蜂蜜 3 ml、水少许。

【制法】 将以上中药研成粉混合均匀加蜂蜜 3 ml，再加水适量煮调成糊状即可，配制时注意黏稠度适中，药膏温度约 40℃，温度过高会烫伤皮肤。

【用法】 检查找出患处压痛点或压痛区域，将药膏铺在透气胶布上，药膏厚度约 1.5 cm，直径大小应大于压痛区域范围，敷于压痛处，保留时间 4～6 小时，每天 2 次。第 2 次换药宜将皮肤用温水洗干净后再敷，连用 3 天。

【附记】 引自 2011 年《中国民间疗法》。

3. 中药敷贴

【穴位】 涌泉、复溜。

【组成】 吴茱萸、细辛、肉桂、白豆蔻。

【制法】 将以上四味药按 10∶1∶1∶1 的比例粉碎，过 100 目筛，用浓度 3%～5% 米醋调膏。

【用法】 取涌泉穴（单）、对侧复溜穴，用 75% 的医用酒精消毒穴位，再用药匙取药膏 10～20 g 均匀摊于穴位上成圆形，直径约为 1～2 cm，厚度约为 2 mm，盖上一层消毒纱布，再用消毒纱布带扎定，松紧适宜，保留 12～24 小时后换药。以局部有发热及微痒感为度。

【附记】 引自 2009 年《实用中医药杂志》。

4. 威龙舒筋散

【组成】 威灵仙、五爪龙、乳香、没药各 60 g，红花、三钱三、透骨风、九龙藤、爬山虎、牛大力、千斤拔各 50 g、无名异 40 g。

【制法】 将上药碾极细末拌匀装瓶备用。

【用法】 治疗时取出 1/3 药粉装入 2 个布袋内缝好. 然后放入盛有 2 kg 清水的瓦锅内煮沸 20 分钟停火后待药水温度降至 60～70℃，即可将药袋取出热敷两侧腰部，10 分钟换药袋 1 次，但必须使药水温度维持在 60～70℃。每次治疗时间可根据病程长短和病情轻重而定，一般每次 40～50 分钟，每天 1 次。剩下的药粉再分 2 次使用。每 2 天 1 换，6 天为 1 个疗程。

【附记】　引自 1995 年《中国骨伤》。

第四节　腰椎间盘突出症

一、概述

腰椎间盘突出症是较为常见的疾患之一，主要是因为腰椎间盘各部分（髓核、纤维环及软骨板），尤其是髓核，有不同程度的退行性改变后，在外力因素的作用下，椎间盘的纤维环破裂，髓核组织从破裂之处突出（或脱出）于后方或椎管内，导致相邻脊神经根遭受刺激或压迫，从而产生腰部疼痛，一侧下肢或双下肢麻木、疼痛等一系列临床症状。

二、诊断要点

（一）临床表现

1. 症状

（1）腰痛。

（2）下肢放射痛。

（3）马尾神经症状。

2. 体征

（1）一般体征：①腰椎侧凸；②腰部活动受限；③压痛、叩痛及骶棘肌痉挛。

（2）特殊体征：①直腿抬高试验及加强试验；②股神经牵拉试验。

（3）神经系统表现：①感觉障碍；②肌力下降；③反射改变。

（二）检查

（1）腰椎 X 线平片。

（2）CT 检查。

（3）磁共振（MRI）检查。

（4）其他：电生理检查（肌电图、神经传导速度与诱发电位）、实验室检查。

三、中医脐疗及穴位敷贴法

1. 自制中药外敷

【组成】 祖师麻、透骨草、白芍、怀牛膝各 30 g，川乌、草乌、半夏、胆南星、乳香、没药、细辛、冰片、樟脑、红花、刘寄奴、皂角、白芷各 10 g。

【制法】 将以上药物共研细末，装于纱布袋内，用白酒浸湿（以酒液不漏出为度）。

【用法】 将上药外敷患者腰椎间盘突出相应的腰部显痛点皮肤平面，然后用热水袋装满开水，置药袋上热敷。期间若药袋干可再用白酒浸湿，热水袋要保持一定温度。若温度低则影响疗效。如有条件也可用神灯及蜡饼加热。敷后用塑料袋将药包裹好，以免芳香药物走窜而影响疗效。每次 20～30 分钟，每天2 次，每治疗 10 次休息 5 天，之后再行下一次治疗。

【附记】 引自 2014 年《中医研究》。

2. 自制中药外敷

【组成】 当归 20 g、红花 20 g、独活 20 g、乳香 10 g、没药 10 g、伸筋草30 g、海桐皮 20 g、秦艽 20 g、牛膝 10 g、透骨草 20 g、刘寄奴 10 g、川芎 10 g、草乌 10 g、羌活 20 g、甘草 10 g。

【制法】 将上述药物共研细末 ，用蜂蜜或麻油调和。

【用法】 将制好的膏药敷于患处，再以神灯红外线热疗 ，每次 30～40 分钟，每天 2 次，10 天为 1 个疗程。

【附记】 引自 2010 年《中医正骨》。

3. 自制中药外敷

【组成】 骨碎补 15 g、川牛膝 15 g、木瓜 30 g、桑寄生 15 g、续断 15 g、当归 30 g、红花 30 g、淫羊藿 15 g、鹿衔草 15 g、生白芍 30 g、伸筋草 15 g、乳香10 g、没药 10 g。

【制法】 将上药研为粗粉，装入棉布缝制的 40 cm×30 cm 袋中，加入适量白酒和醋拌匀，置锅中蒸 10～15 分钟。

【用法】 将药袋放裸露腰部，上覆毛巾盖被，温度以能耐受为宜，每天 1次，每次 40～60 分钟，7 次为一疗程。

【附记】 引自 2012 年《实用中医药杂志》。

4. 玉龙散

【组成】 乳香、没药、羌活、独活、续断、川芎、木瓜各 15 g，厚朴、白芷、木香各 10 g，干姜、肉桂各 9 g，制川乌、制草乌各 6 g。

【制法】 将上述药物共研细末，用蜂蜜、水调和。

【用法】 患者临睡前，操作者取玉龙散药粉 40 g，加水、蜂蜜各约 50 ml，充分搅拌，煮成均匀糊状，平铺于油纸上，药物周围用棉条包围以防药物外漏，温热外敷于腰腿处，腰部使用多头带包扎、腿部使用绷带包扎，第 2 天早上起床后解除外敷药，局部用温水抹洗干净，每天 1 次，14 天为 1 个疗程。

【附记】 引自 2013 年《护理学报》。

5. 自制中药外敷

【组成】 海马 5 份、穿山甲 3 份、地龙 3 份、鳖甲 3 份、人参 3 份、三七 3 份、细辛 3 份、龙骨 3 份、血竭 2 份、樟脑 2 份、没药 2 份、朱砂 2 份、牛膝 2 份、熟地 2 份、莪术 2 份、全蝎 2 份、蜈蚣 2 份、马钱子 2 份、麦冬 2 份。

【制法】 将上述药物粉碎，过 100 目筛，搅匀。每次取 60 g 为一服药，用蜂蜜调成糊状。

【用法】 将制好的药膏贴于腰部病变患处，每付药贴 3 天，8 服药为 1 个疗程。

【附记】 引自《中医外治杂志》。

第五节　膝关节滑膜炎

一、概述

膝关节滑膜炎是一种无菌型炎症，是由于膝关节扭伤和多种关节内损伤而引起的。滑膜的功能异常会导致关节液无法正常生成和吸收，膝关节就会产生积液。滑膜的形态改变还会侵袭膝关节软骨，不及时治疗会导致膝关节骨性关节炎，存在很大的致残危机。

二、诊断要点

（一）临床表现

膝关节滑膜炎没有年龄的限制，在任何年龄阶段都会发生。对于年轻人来说，因有较大的运动量，运动中易因膝关节受到打击、扭转、运动过度发生肿胀、疼痛、活动困难、走路跛行，局部皮肤温度高、皮肤肿胀紧张或关节穿刺出血性液体等。

(二) 检查

检查发现膝关节屈伸活动受限，下蹲困难并伴疼痛，关节周围可有局限性压痛点，浮髌试验阳性。慢性损伤性滑膜炎，可能无明显外伤史，主要表现膝关节发软及活动受限，肿胀持续不退，不敢下蹲。活动增多时加重，休息后减轻。久病者，可扪及膝关节囊肥厚感。对膝关节积液多者或反复出现积液者，可做关节积液检查，它能反应滑膜炎的性质及严重性。故关节穿刺和滑液检查，对膝关节滑膜炎的诊断和鉴别诊断，均有重要参考价值。

三、中医脐疗及穴位敷贴法

1. 自制中药外敷

【组成】 苍术 30 g、苦参 30 g、土茯苓 30 g、黄柏 20 g、木瓜 20 g、当归 15 g、防己 15 g。

【制法】 将上述中药按比例混合均匀，用粉碎机调成 100 目的筛网打成粉末状，加入蜂蜜混合均匀。

【用法】 将药物均匀涂在膝关节表面，以完全覆盖整个肿胀病变区域为宜，覆盖纱垫外用弹力绷带包扎，每次 10 小时，每天 1 次。10 天为 1 个疗程，共 3 个疗程。

【附记】 引自 2016 年《风湿病与关节炎》。

2. 自制中药外敷

【组成】 白芷、伸筋草、威灵仙、伸筋草、透骨草、木瓜、苏木，上药各 30 g。

【制法】 粉碎后用醋调拌，放入外敷包中，蒸制 20 分钟。

【用法】 敷于患膝，每天 3 次，每次 30 分钟，14 天为 1 个疗程。

【附记】 引自 2016 年《中国民族民间医药》。

3. 自制中药外敷

【组成】 生南星以及白芷各 500 g，生栀子、续断、泽兰、生川乌、赤芍以及紫荆皮各 100 g。

【制法】 将上述中药混合磨成最细粉后与凡士林以及蜂蜜混合成外敷膏（凡士林用量为 300 g，蜂蜜用量为 1 000 g）。

【用法】　采取纱布外包并使用弹力绷带进行固定，1 次敷贴 20 小时，换药间隔 4 小时后再进行下次敷贴。以 7 天为 1 个治疗周期。

【附记】　引自 2016 年《深圳中西医结合杂志》。

4. 自制中药膏

【组成】　当归 6 g、大黄 12 g、猪牙皂 4.5 g、生半夏 12 g、生天南星 12 g、生草乌 12 g、羌活 9 g、红花 6 g、芥子 3 g、樟脑 15 g、独活 9 g、松香 9 g、骨碎补 6 g、细辛 4.5 g、生川乌 12 g、冰片 3 g、桃仁 6 g。

【制法】　上药研末凡士林调膏。

【用法】　摊于纱布上，外敷患处，每天换药 1 次。

【附记】　引自 2015 年《当代医学》。

5. 新伤药方

【组成】　黄柏 30 g、延胡索 12 g、血竭 12 g、鸡血藤 12 g、白芷 9 g、木香 9 g、羌活 9 g、独活 9 g。

【制法】　上药研成粉末，用蜂蜜或鸡蛋清调和成糊状。

【用法】　摊在纱布上敷于患处。每次敷药时间 6～8 小时，每天 1 次。10 次为 1 个疗程。

【附记】　引自 2013 年《风湿病与关节炎》。

第六节　膝关节半月板损伤

一、概述

膝关节半月板损伤是一种以膝关节局限性疼痛，部分患者有打软腿或膝关节交锁现象，股四头肌萎缩，膝关节间隙固定的局限性压痛为主要表现的疾病。半月板损伤多由扭转外力引起，当一腿承重，小腿固定在半屈曲、外展位时，身体及股部猛然内旋，内侧半月板在股骨髁与胫骨之间受到旋转压力，而致半月板撕裂。

二、诊断要点

(一)临床表现

半月板损伤多见于青壮年人、运动员，多有膝关节突然扭伤史，伴有膝关节肿胀、疼痛及功能障碍，或有多次膝关节扭伤、肿痛史。

（二）检查

（1）仰卧回旋挤压试验（麦氏试验）阳性。

（2）研磨试验阳性。

（3）慢性患者可见股四头肌萎缩，出现浮髌试验阳性。

（4）X 线检查。

（5）膝关节镜检查。

三、中医脐疗及穴位敷贴法

1. 半月板 1 号外敷药

【组成】 黄柏 15 g、合欢皮 15 g、白芨 15 g、续断 15 g、千年健 15 g、萆薢 15 g、甜瓜子 9 g、土鳖虫 9 g、牛膝 9 g、檀香 9 g、赤芍 6 g、红花 6 g。

【制法】 上药研末，以蜂蜜或水调和。

【用法】 外敷患处，隔天换药一次。

【附记】 引自 2015 年《深圳中西医结合杂志》。

2. 自制中药外敷

【组成】 红花 50 g、川芎 30 g、牛膝 30 g、元胡 20 g、天南星 20 g、威灵仙 20 g、伸筋草 20 g、木瓜 20 g、秦艽 20 g。

【制法】 以上药物熬制好后每 50 ml 分装小袋中备用。

【用法】 使用时将纱布浸润后外敷于患膝处，以神灯照射，待纱布干后再更换。1 天 1 次，2 周为 1 个疗程。

【附记】 引自 2011 年《实用中医内科杂志》。

3. 消肿散

【组成】 桃仁 30 g，白芷 30 g，川芎 30 g，乳香 30 g，没药 30 g，自然铜 30 g，骨碎补 30 g，生大黄 30 g，红花 30 g。

【制法】 上药研磨成细末，蜜调包装备用。

【用法】 将上药适量外敷膝关节痛侧，纱布绷带包扎，2 天换药 1 次，10 天为 1 个疗程。

【附记】 引自 2013 年《中医药临床杂志》。

4. 消瘀止痛膏

【组成】 木瓜 60 g，栀子 30 g，大黄 150 g，蒲公英 60 g，土鳖虫 30 g，乳香 30 g，没药 30 g。

【制法】 共研末，加水调和。

【用法】 清洁膝关节皮肤，局部外敷 0.1％的硝酸银纱布，再外敷调好的消瘀止痛膏，外面覆盖棉垫，周围缠棉花圈，用绷带固定，每 2 天更换 1 次。

【附记】 引自 2012 年《实用中医药杂志》。

第七节　退行性膝关节炎

一、概述

退行性膝关节炎又称增生性膝关节炎、肥大性关节炎、老年性关节炎。退行性膝关节炎是由于膝关节的退行性改变和慢性积累性关节磨损而造成的，以膝部关节软骨变性，关节软骨面反应性增生，骨刺形成为主要病理表现。

二、诊断要点

（一）临床表现

本病患者主要表现为发病缓慢，多见于中老年肥胖女性，往往有劳损史；膝关节活动时疼痛，其特点是初起疼痛为发作性，后为持续性，劳累后加重，上下楼梯时疼痛明显；膝关节活动受限，跑跳跪蹲时尤为明显，甚则踱跛行，但无强直；关节活动时可有弹响摩擦音，部分患者可出现关节肿胀，股四头肌萎缩；膝关节周围有压痛，活动髌骨时关节有疼痛感。个别患者可出现膝内翻或膝外翻；关节内有游离体时可在行走时突然出现交锁现象，稍活动后又可消失。

（二）检查

1. X 线检查

正位片显示关节间隙变窄，关节边缘硬化，有不同程度的骨赘形成。侧位片可见股骨内侧髁和外侧髁粗糙，胫骨髁间棘变尖，呈象牙状，腔关节面模糊，髌股关节面变窄，髌骨边缘骨质增生及髌韧带钙化。

2. 实验室检查

血、尿常规化验均正常，血沉正常，抗"O"及类风湿因子阴性，关节液为非炎性。

三、中医脐疗及穴位敷贴法

1. 膝痛外敷方

【组成】 威灵仙 60 g，透骨草 60 g，延胡索 50 g，生川乌 30 g，生半夏 30 g，伸筋草 60 g，鸡血藤 60 g。

【制法】 上方共磨成细粉，瓶装密闭保存，每次取适量，用食醋和植物油调成糊状。

【用法】 将制好的药膏均匀涂于纱布上，外敷患处，用纱布绷带固定。每天 1 次，连续外敷 15 天。

【附记】 引自 2010 年《中医药导报》。

2. 金黄膏

【组成】 大黄 75 g，天花粉 150 g，白芷 75 g，苍术 30 g，黄柏 75 g，天南星 30 g，姜黄 75 g，厚朴 30 g，陈皮 30 g，甘草 30 g，虎杖 30 g，血竭 30 g。

【制法】 将烘干的药材打磨成细粉，过 10 目筛，500 g 凡士林加热化开成液状，加入 100 g 金黄粉调成膏状，静置冷却后即成。

【用法】 将金黄膏均匀涂抹在 14 cm×14 cm 正方形医用棉垫上，敷于患处，敷药的面积要超过病变面积的 2 cm，每次敷 6～8 小时，每天敷 1 次，7 天为 1 个疗程。

【附记】 引自《医家金鉴》。

3. 自制外敷药

【组成】 生川乌 15 g，生草乌 15 g，川芎 20 g，威灵仙 20 g，淫羊藿 10 g，红花 5 g，血竭 5 g，冰片 5 g。

【制法】 以上诸药研末调和蜂蜜与醋。

【用法】 外敷患处，每天 1 次，14 天为 1 个疗程。

【附记】 引自 2011 年《光明中医》。

4. 自制中药外敷包

【组成】 艾叶 15 g，透骨草 15 g，伸筋草 15 g，刘寄奴 15 g，寻骨风 15 g，防风 15 g，丝瓜络 10 g，桑枝 15 g，海桐皮 15 g，苏木 20 g，威灵仙 15 g，红花 10 g，羌活 30 g，独活 30 g，细辛 9 g，生地 30 g，鸡血藤 24 g，干姜 25 g，桑寄生 25 g。

【制法】 将上药装进棉麻布包里，封口包扎严密后放入砂锅中煎水煮。

【用法】 将温度适宜的中草药包敷在患处，温度以患者耐受为度，敷至无温热感即可，每天 1 次，10 次为 1 个疗程。

【附记】　引自 2013 年《湖北中医杂志》。

5. 自制中药外敷包

【组成】　伸筋草 20 g，透骨草 20 g，桑枝 10 g，木瓜 15 g，威灵仙 10 g，鸡血藤 10 g，牛膝 10 g，川乌头、草乌头各 15 g，红花 10 g，甘草 10 g，续断 10 g，杜仲 10 g，五加皮 15 g。

【制法】　中药装布袋，加水 3 000 ml，浸泡 15 分钟，加陈醋 150 ml、黄酒 100 ml，煮 50 分钟。

【用法】　取出布袋，以皮肤能耐受的热度放置膝关节上进行热敷，每次热敷 30 分钟，每天 2 次。1 剂药用 3～4 天。

【附记】　引自 2008 年《河北中医》。

第八节　足踝部软组织损伤

一、概述

足踝部软组织损伤在全身关节损伤中，是最常见的一种多发病。临床症状表现为踝关节周围出现肿胀，有疼痛感，踝关节功能受到障碍，不能正常行走，甚者皮下出血形成瘀斑。此损伤常见于跌撞、扭闪。主要可分为外侧副韧带损伤和内侧副韧带损伤。

二、诊断要点

（一）临床表现

踝关节损伤后均有明显的疼痛，尤其是内、外翻及行走时疼痛更加明显，损伤较轻时，可出现损伤局部肿胀，损伤重时肿胀可波及整个踝关节，因损伤后伤及局部血管，可致破裂出血，出现皮下瘀血，在伤后 2～3 天皮下瘀斑最为明显，跛行，走路时不敢使伤足着地，踝关节活动时损伤部位疼痛可导致踝关节功能活动受限，损伤后检查踝关节韧带时损伤部位有明显压痛点。

（二）检查

损伤部位疼痛、肿胀，可有皮下瘀血，局部压痛，踝关节功能活动受限。足跖屈向健侧翻转时疼痛加重，反之则减轻。

三、中医脐疗及穴位敷贴法

1. 化瘀膏

【组成】 全当归、姜黄、红花、泽泻各 120 g，细辛、三七、玄胡、生乳香、生没药、赤芍、黄柏、蒲公英、栀子、木通、泽兰、牛膝、透骨草各 60 g，大黄 150 g，血竭 40 g。

【制法】 将血竭研细面另包备用，再将上药研细面加蜂蜜或其他油脂成膏状。

【用法】 使用时按损伤部位大小取药膏适量，摊于厚布上，取适量的血竭药面洒在药膏表面，敷于患处，加压包扎，每 3 天换药 1 次，2 次为 1 个疗程。

【附记】 引自 2005 年《陕西中医》。

2. 自制中药外敷

【组成】 乳香 500 g，没药 500 g，鹿角霜 500 g，生桑白皮 500 g，白芷 150 g，大黄 500 g，姜黄 150 g，川椒 80 g，冰片、凡士林、酸醋适量。

【制法】 中药研成细粉，40 目筛，均匀混合后加入白凡士林及酸醋搅拌呈糊状。

【用法】 摊于纱布上，冰片适量研细，洒在中药表面，贴于患处，外用塑料薄膜包扎，用绷带固定，隔日 1 次，6 次为 1 个疗程。

【附记】 引自 2002 年《中医外治杂志》。

3. 消肿止痛散

【组成】 制川乌、威灵仙、木香、茜草、三棱、莪术、泽兰各 20 g，红花、骨碎补、土鳖虫、公丁香、北细辛、白芷、乳香、没药各 10 g。

【制法】 上药共研细末，密封备用。

【用法】 根据损伤的范围，取上药适量，用蜂蜜调成糊状，外敷患处。用时在药面上撒一层冰片，药物和皮肤之间放置一层卫生纸，以保护皮肤的清洁，减少药物对皮肤的刺激。涂药厚约 2 mm，用绷带包扎固定，每隔 2 天更换 1 次。

【附记】 引自 2006 年《中国社区医师》。

4. 自制中药外敷

【组成】 栀子 10 份，当归、红花、乳香、没药各 3 份，大黄 5 份，冰片 1 份。

【制法】 共研细末，用适量鸡蛋清调匀成糊状。

【用法】 将调好的中药平铺于敷料之上，约硬币厚，洗净患肢并擦干，直接将药敷于患处。每天换药 1 次，14 天为 1 个疗程。

【附记】　引自 2006 年《现代中西医结合杂志》。

5. 肿痛散

【组成】　三七粉 40 g，血竭 10 g，冰片 10 g，大黄 20 g，芒硝 20 g。

【制法】　药物粉碎为细粉，充分混匀备用，使用时蜂蜜调匀。

【用法】　施用膏剂 60 g 左右，每天 1 次，纱布外敷。

【附记】　引自 2016 年《中医药临床杂志》。

第九节　肩关节周围炎

一、概述

肩周炎又称肩关节周围炎，俗称凝肩、五十肩。以肩部逐渐产生疼痛，夜间为甚，逐渐加重，肩关节活动功能受限而且日益加重，达到某种程度后逐渐缓解，直至最后完全复原为主要表现的肩关节囊及其周围韧带、肌腱和滑囊的慢性特异性炎症。

二、诊断要点

(一) 临床表现

多数病例慢性起病，女性患者多于男性患者，多数无明显外伤史，少数仅有轻微外伤史。主要症状为肩周疼痛、肩关节活动受限，疼痛一般位于肩前外侧。疼痛可为钝痛、刀割样痛、夜间加重，可放射至肘前臂或手、颈、背部。肩关节活动受限，如不能梳理头发、穿衣服等。此病病程为数月至 2 年，在不同程度中停止，疼痛消失，肩部活动逐渐恢复，根据不同病程过程，可将本病分为急性期、粘连期、缓解期。

(二) 检查

检查时，肩部周围有广泛压痛点。局限性压痛常在肩峰下囊、肱二头肌长头肌腱、喙突、冈上肌附着点处。肩关节各个方向活动受限，但以外展、外旋、后伸障碍最显著。中后期，肩关节周围软组织间广泛产生粘连，而使所有活动均受到限制，此时用一手触摸肩胛下角，一手将患肩外展，感到肩胛骨随之向外转动，说明肩关节已有粘连。病程久者可出现肩部肌肉萎缩。

三、中医脐疗及穴位敷贴法

1. 灵仙止痛方

【组成】 威灵仙 20 g，姜黄 20 g，木瓜 20 g，延胡索 20 g，伸筋草 20 g，透骨草 20 g，红花 20 g，羌活 20 g，制川乌 15 g，杜仲 15 g，桑寄生 15 g，制草乌 15 g。

【制法】 上方研磨成粉末，采用醋进行调制。

【用法】 以上药涂抹患处，以纱布覆盖包扎。每天 1 次，14 天为 1 个疗程。

【附记】 引自 2015 年《中国民康医学》。

2. 肩痛散

【组成】 草乌 10 g，细辛 9 g，姜黄 20 g，肉桂 10 g，木瓜 20 g，乳香 15 g，没药 15 g，透骨草 30 g，地龙 20 g，桑枝 20 g，延胡索 20 g。

【制法】 将上药粉碎过 120 目筛，备用。

【用法】 临用时，取药末 30 g，用醋调成糊状，然后敷贴于肩痛处，并外盖纱布，每天换药 1 次，10 天为 1 个疗程。

【附记】 引自 2011 年《湖南中医杂志》。

3. 自制中药热敷包

【组成】 桑枝 30 g、透骨草 30 g、鸡血藤 30 g、威灵仙 20 g、路路通 30 g、五加皮 20 g、当归 20 g、苏木 20 g、伸筋草 30 g、制川草乌各 10 g。

【制法】 草药粉碎后加黄酒 50 g 隔水蒸 10 分钟或微波炉加热 5 分钟。

【用法】 毛巾包裹后热敷局部疼痛位置，温度大约控制在 45℃，以不烫伤皮肤为限，至热量散尽。每天 2 次，治疗 5 天后休息 2 天，共计 3 个月。

【附记】 引自 2013 年《上海医药》。

4. 自制中药外敷

【组成】 生川乌头 30 g，生草乌头 30 g，干姜 30 g，红花 30 g，莪术 30 g，全蝎 30 g，蜈蚣 30 g，当归 30 g，川芎 30 g，马钱子 30 g。

【制法】 用 30% 酒精 1 000 ml 均匀浸润上药，密封 48 小时后，滤取 800 ml 备用。

【用法】 施治时先以纱布浸湿药液外敷患部，取特定电磁波（TDP）垂直辐射 20～30 分钟，纱布干者可适当添加药液。每天或隔天 1 次，10 次 1 个疗程。

【附记】 引自 2007 年《河北中医》。

5. 自拟中药散

【组成】　酒大黄 20 g，血竭 10 g，芒硝 30 g，全蝎 9 g，蜈蚣 2 条，水蛭 6 g，生草乌、川乌各 6 g，徐长卿 30 g，乳香 9 g，没药 9 g，透骨草 12 g。

【制法】　以上药打粉，过 60 目筛。

【用法】　治疗时将布袋用 50 度醋浸泡 20 分钟，敷于患处，并加用红外线照射，每次 60 分钟，每天 2 次，7 天为 1 个疗程。

【附记】　引自 1993 年《湖北中医杂志》。

第十节　肱骨外上髁炎

一、概述

本病是常与职业密切相关的积累性劳损性疾病，病变常导致肱骨外上髁腕伸肌腱附着处发生撕裂，出血机化形成纤维组织，肘关节外上髁部局限性疼痛，并影响伸腕和前臂旋转功能。本病名称较多，如肱骨外上髁综合征、肱桡关节外侧滑膜囊炎、肱骨外上髁骨膜炎、网球肘等。

二、诊断要点

（一）临床表现

症状往往逐渐出现。初始为做某一动作时肘外侧疼痛，休息后缓解，以后疼痛转为持续性，轻者不敢拧毛巾，重者提物时有突然"失力"现象。疼痛呈持续性酸痛，可放射至前臂、腕部或上臂，一般在肱骨外上髁部有局限的压痛点，压痛可向桡侧伸肌腱总腱方向扩散。局部无发红现象，肘关节屈伸活动一般不受影响，但有时前臂旋前或旋后局部疼痛。晨起时肘关节有僵硬现象。因患肢在屈肘、前臂旋后位时疼痛常缓解，故患者多取这种位置。部分患者每在肘部劳累、阴雨天时疼痛加重。

（二）检查

检查肱骨外上髁部多不肿胀，或肿胀不明显，较重时局部可有微热，病程长者偶有肌萎缩，肘关节伸屈旋转功能虽正常，但做抗阻力的腕关节背伸和前臂旋后动作可引起患处疼痛，指示病变在伸腕肌的起点。严重者，局部呈现高突。将患者患侧肘关节稍屈曲，手握掌腕关节强度掌屈，做前臂旋前，伸直肘的活动可引起肱骨外上髁处疼痛，即密耳（Mill）试验阳性。

三、中医脐疗及穴位敷贴法

1. 自制中药外敷

【组成】 川芎、桃仁、红花、威灵仙、地龙、炮穿山甲、乳香、没药各20 g，川乌 6 g，鸡血藤 15 g。

【制法】 上药共研细末，用前以食醋和 50 度白酒各半，调药粉至干湿适中，摊纱布上约厚 3 mm，稍压成饼即可。

【用法】 将药饼置纱布上，外敷于肱骨外上髁压痛点，以胶布固定，再以热水袋热敷患处 30 分钟，每天 1 次，每次 8 小时，15 天为 1 个疗程。

【附记】 引自 2011 年《光明中医》。

2. 自制中药外敷

【组成】 生南星、没药、白芷、川椒、红花、五加皮、土鳖虫、穿山甲、桑白皮各等份。

【制法】 研成细末，与蜂蜜、鸡蛋清或者凡士林调和成药膏。

【用法】 涂抹于肘关节患处，外用绷带包扎，隔日清洗干净患处药渣后换药 1 次，14 天为 1 个疗程。

【附记】 引自 2013 年《山西中医》。

3. 中药热敷散

【组成】 刘寄奴、秦艽、独活、续断各 15 g，艾叶、牛膝、桑寄生、当归各 20 g，川乌、红花、大黄、樟脑、白附子、草乌、花椒、干姜各 10 g，冰片 3 g，黄丹、伸筋草各 30 g。

【制法】 将上药置容器内，用药物醋均匀撒在药袋上，润透，置锅中蒸热30 分钟。

【用法】 待温度适宜后热敷于患处。

【附记】 每次 30～50 分钟，早晚各 1 次，每剂药可用 2～3 天，10 天为 1个疗程。

4. 自制蜗牛膏

【组成】 鲜蜗牛 30 只，铜钱 1 枚，川乌粉 3 g，红花粉 3 g，白芷粉 10 g，蜂蜜适量。

【制法】 将蜗牛和铜钱置铁冲筒中捣成糊状后入余药。

【用法】 捣匀后外敷患处 3～4 mm 厚，敷料用绷带包扎，3 天后更换，连敷3 次为 1 个疗程。

【附记】　引自 1996 年《中医外治杂志》。

5. 弃杖膏

【组成】　当归尾 12 g，细辛 6 g，姜黄 12 g，紫荆皮 12 g，大黄 6 g，生川乌 6 g，肉桂 6 g，丁香 6 g，白芷 6 g，红花 6 g。

【制法】　上药共研细末，以蜂蜜或凡士林调成软膏。

【用法】　将此软膏在纱布或油纸上，摊 2～3 mm 厚，敷贴于患处。外敷 3～5 天后，去除外用药，洗净皮肤，休息 2 天后重复 1 次。

【附记】　引自 1997 年《中国中医骨伤科》。

第十一节　腱 鞘 囊 肿

一、概述

腱鞘囊肿是发生于关节部腱鞘内的囊性肿物，是由于关节囊、韧带、腱鞘中的结缔组织退变所致的病症。

二、诊断要点

(一) 临床表现

腱鞘囊肿可发生于任何年龄，多见于青年和中年，女性多于男性。囊肿生长缓慢，圆形，直径一般不超过 2cm。也有突然发现者。少数可自行消退，也可再长出。部分病例除局部肿物外，无自觉不适，有时有轻度压痛。多数病例有局部酸胀或不适，影响活动。囊肿大小与症状轻重无直接关系，而与囊肿张力有关，张力越大，肿物越硬，疼痛越明显。

(二) 检查

检查时可摸到一外形光滑、边界清楚的圆形肿块，表面皮肤可推动，无粘连，压之有酸胀或痛感。囊肿多数张力较大，肿块坚韧，少数柔软，但都有囊性感。囊肿的根基固定，几乎没有活动。

三、中医脐疗及穴位敷贴法

1. 自制中药外敷

【组成】　徐长卿 30 g，五倍子 30 g，小茴香 30 g，红花 30 g，白芷 30 g。

【制法】 烘干后研末并混匀，过 80 目筛。

【用法】 取药粉适量，加医用酒精调和成干湿适中的药膏覆盖于患处，采用绷带加压固定。隔天换药 1 次。

【附记】 引自 2014 年《上海中医药杂志》。

2. 消囊散

【组成】 穿山甲、皂角刺、南星、白芥子、姜半夏各等份。

【制法】 小钢磨打成细粉，密闭干燥，保存备用。

【用法】 按囊肿大小取消囊散适量，醋调糊状，覆在患处，用适当大小敷贴固定，每天更换。10 天为 1 个疗程。

【附记】 引自 2014 年《浙江中医杂志》。

3. 自制中药外敷

【组成】 当归 4 g，桂枝 4 g，细辛 6 g，红花 6 g，三棱 4 g，莪术 4 g，皂角 6 g，山栀 8 g，桃仁 4 g。

【制法】 研末，用适量醋或白酒调成糊状。

【用法】 外敷囊肿部，每天换药 1 次，1 周为 1 个疗程。

【附记】 引自 1993 年《中国中医急症》。

4. 丁桂辛软膏

【组成】 丁香、肉桂、细辛各等份。

【制法】 共研为细末，加凡士林油调成软膏备用。

【用法】 治疗时取丁桂辛软膏敷于患部即可。每天换药 1 次。

【附记】 引自 1996 年《中国民间疗法》。

5. 白黑散

【组成】 白芷 15 g，木炭 15 g，山栀子 25 g，红糖 20 g。

【制法】 先将白芷、山栀子、木炭共为细末后加入红糖、黄酒适量调合成硬膏备用。

【用法】 上述备用的硬膏，外用大纽扣盖在膏上敷于患处、绷带加压绑，7 天为一疗程，3 天换药 1 次。

【附记】 引自 1998 年《中医外治杂志》。

第十二节　桡骨茎突狭窄性腱鞘炎

一、概述

桡骨茎突狭窄性腱鞘炎又称拇长展肌、拇短伸肌狭窄性腱鞘炎。因拇长展肌、拇短伸肌起自桡骨背侧中部及骨间膜，共同通过桡骨茎突狭窄，分别止于第 1 掌骨基底和第 1 指骨底。桡骨茎突部位的肌腱在腱鞘内较长时间的过度摩擦或反复损伤后，滑膜呈现水肿、渗出增加，引起腱鞘管壁增厚、粘连或狭窄，称为桡骨茎突狭窄性腱鞘炎。

二、诊断要点

（一）临床表现

起病缓慢，有拇指及腕部劳损史。腕部桡侧疼痛，拇指及腕部活动时加重，休息后减轻。拇指及腕部经常活动，使疼痛加重，变成持续性疼痛。

（二）检查

检查可见桡骨茎突部有明显压痛，握拳尺偏试验阳性；拇指屈曲位，其余 4 指握住拇指，腕关节尽量向尺侧偏，桡骨茎突处剧烈疼痛时为阳性。

三、中医脐疗及穴位敷贴法

1. 自制中药外敷

【组成】　当归、大黄、桐皮、细辛、川乌、草乌、小茴香、地龙、羌活、独活、苍术、防己、防风各 10 g，樟脑 10 g。

【制法】　以上药研末过 200 目筛。

【用法】　用时取适量 75％酒精和湿用小块纱布包裹敷于患处。每天用酒精加湿 1 次，3 天取下。

【附记】　引自 2009 年《中国现代药物应用》。

2. 复方马钱子膏

【组成】　马钱子 10 g，炒乳香 10 g，炒没药 10 g，生甘草 10 g，生麻黄 12 g。

【制法】　先将上药焙干，共研细末，过 100 目筛。

【用法】 取适量药粉，加蜂蜜适量调膏外敷于患处，用医用纱布固定，隔天 1 次，换 3 次。

【附记】 引自 2002 年《山东中医杂志》。

3. 疏痛散

【组成】 黄柏 30 g，大黄 30 g，肿节风 30 g，路路通 30 g，没药 20 g，细辛 10 g，乳香 30 g，王不留行 30 g，白芷 20 g，麝香 2 g，独活 20 g，羌活 20 g，草乌 20 g，川乌 20。

【制法】 诸药研磨成粉末状，拌匀，加入少量凡士林，用温开水调匀。

【用法】 根据肿痛部位大小，将其均匀涂抹在纱布上，敷于患处，再用绷带包扎固定，3 天换药 1 次，5 次为 1 个疗程。

【附记】 引自 2010 年《中医药导报》。

4. 栀芷散

【组成】 栀子（微炒）1 份，白芷（焙干）2 份。

【制法】 研细粉备用。

【用法】 用鸡蛋清将药粉调成糊状，敷于疼痛部位，外用纱布覆盖，每天一次，7 天为 1 个疗程。

【附记】 引自 2003 年《中医外治杂志》。

5. 自制中药外敷

【组成】 生草乌 30 g，生川乌 30 g，生山栀 20 g，乳香 15 g，没药 15 g，羌活 15 g，石膏 15 g，蒲公英 15 g，鸡血藤 15 g，细辛 10 g，生蒲黄 15 g，当归 15 g，红花 15 g，冰片 10 g，黄柏 10 g，独活 10 g，丁香 10 g，血竭 10 g。

【制法】 将上述诸药碾成细末，拌匀，加适量蜂蜜，再加温开水调匀。

【用法】 根据肿痛部位的大小，将药物均匀涂于大小适中的纱布上，外敷于患处，再用绷带包扎，3 天换 1 次，5 次为 1 个疗程。

【附记】 引自 2002 年《中医外治杂志》。

第十三节　梨状肌综合征

一、概述

梨状肌综合征是梨状肌损伤、炎症，刺激或压迫坐骨神经引起急慢性坐骨神经痛的常见疾病。梨状肌综合征的发生主要是由于梨状肌局部的炎症和小血管以及神经压迫肌肉，以骶髂关节区疼痛为主，坐骨切迹和梨状肌痛较重，放射到大腿后外侧，引起行走困难、跛行为主要表现的综合征。属于中医"痹症"范畴。

二、诊断要点

(一) 临床表现

大多数患者有过度旋转髋关节的病史，有些患者有夜间受凉病史。主要症状是臀部疼痛，可向小腹部、大腿后侧及小腿外侧放射。疼痛多发生于一侧臀部，髋内旋、内收活动时疼痛加重。严重者自觉臀部有"刀割样"或"烧灼样"疼痛，大、小便或大声咳嗽等引起腹内压增高时可使疼痛加剧，睡卧不宁，甚至走路跛行。偶会有会阴部不适，小腿外侧麻木。

(二) 检查

检查患者腰部无明显压痛和畸形，活动不受限。梨状肌肌腹有压痛，可触及条索状隆起的肌束或痉挛的肌肉，有钝厚感，或者肌腹呈弥散性肿胀，肌束变硬，臀肌可有轻度萎缩，沿坐骨神经可偶压痛。直腿抬高试验在小于 $60°$ 时梨状肌被拉紧，疼痛明显，而大于 $60°$ 时，梨状肌不再被拉长，疼痛反而减轻。加强试验阴性。梨状肌紧张试验阳性，即髋关节内旋、内收活动疼痛加重。梨状肌局部采用 2% 利多卡因封闭后，疼痛可消失。

三、中医脐疗及穴位敷贴法

1. 痹痛消膏

【组成】 马钱子 120 g，川乌 40 g，草乌 40 g，乳香 20 g，没药 20 g，地龙 20 g，木瓜 20 g。

【制法】 用纯香油 3 000 ml 浸泡 1 周，炸透去渣，熬至滴水成珠，下黄丹适量成膏，倒入水中 3 天拔火毒后，摊布上备用。

【用法】 用时取上膏药敷贴于病患处，外用胶布固定。每贴药剂重约 15 g，每贴膏药外敷 3~5 天，4 贴为 1 个疗程。

【附记】 引自 2000 年《中医外治杂志》。

2. 中药蜡饼穴位敷贴法

【组成】 肉桂 20 g，干姜 20 g，丁香 15 g，乳香 15 g，没药 15 g，桂枝 15 g，川乌 15 g，薏苡仁 20 g，当归 15 g，鸡血藤 15 g，川牛膝 20 g，白芍 15 g，炙甘草 6 g。

【制法】 将所选药物打成粉剂，将其倒入融化的石蜡，再次加热至100～150℃，待石蜡颜色改变后，将其摊放成10 cm×10 cm大小，厚度约0.5 cm蜡饼置于一次性治疗巾上。

【用法】 测蜡饼温度50～60℃时将蜡饼放置于患者疼痛处阿是穴，再辅以红外线烤灯照射，以维持蜡饼温度，待外敷20分钟后撤除烤灯，其间视患者耐受情况调节烤灯温度，待其自然冷却后撤除蜡饼，以局部皮肤红晕为度，微微汗出为佳，蜡饼制成后可持续5天，5天为1个疗程。

【附记】 引自2016年《内蒙古中医药》。

第十四节　面　　瘫

一、概述

周围性面神经炎是由于茎乳突孔内神经急性非特异性炎症引起的以患侧眼裂变大、口角歪斜、额纹消失、鼻唇沟变浅等面部表情肌瘫痪为主要表现的疾病，中医学将其归属于"中络""面瘫""口僻""呆线风"等疾病范畴。

二、诊断要点

有吹风受凉或感染病史；突发口眼喎斜，一侧额纹变浅甚至消失，眼裂扩大，眼睑不能完全闭合，鼻唇沟变浅或消失，或伴乳突区疼痛，或伴耳郭带状疱疹或舌前2/3味觉减退或消失。

三、中医脐疗及穴位敷贴法

1. 中药熨渍法

【穴位】 阿是穴。

【组成】 川芎15 g，红花10 g，荆芥10 g，白附子6 g，防风10 g，白芷6 g，细辛3 g。

【制法】 药方交由炮制室粉碎研磨成细粉，将细粉中药用水拌匀成糊状装到2个10～15 cm的薄棉布袋中，抹平摊匀后制成药垫，放锅内蒸30分钟，湿度以不滴水为宜。

【制法】 药垫放置温度至40～50℃，或以患者耐受为度放于患者患侧面颊区阿是穴处，药物表面覆盖塑料薄膜，10 分钟左右更换药袋以保持温度，塌渍每次时间为 20～30 分钟，每天 2 次，10 天为 1 个疗程。

　　【附记】　引自 2017 年《河南中医》。

2. 药物发疱法

　　【穴位】　牵正、颊车。

　　【组成】　斑蝥（去翅足）5 g、制马钱子 5 g、巴豆（炒焦）5 g。

　　【制法】　三药共碾细末，用鲜姜汁调为糊状备用。

　　【用法】　取纱布块外敷于患处牵正穴、颊车穴处，待 4 小时左右或患者自觉敷药处按疼痛即可取下。此时患处多见细小水泡，若水泡较大者可消毒后，以三棱针放液，局部以红外线烤灯治疗，每次 20 分钟，每天 1 次即可。

　　【附记】　引自 2008 年《中国现代药物应用》。

第十五节　面　　痹

一、概述

　　中医学中又称为"面痹"。该病的特点是在头面部三叉神经分布区域内出现反复发作的阵发性短暂性剧烈疼痛，发病骤发、骤停、闪电样、刀割样、烧灼样、顽固性、难以忍受的剧烈性疼痛。说话、洗脸、刷牙或微风拂面，甚至走路时都会导致阵发性的剧烈疼痛。疼痛历时数秒或数分钟，疼痛呈周期性发作，发作间歇期同正常人一样。相当于西医的三叉神经痛。

二、诊断要点

　　该病患者 40 岁以上者占 70％～80％，女性居多；其疼痛多发生于头面部，三叉神经分布区域部位常局限于一侧，多累及一支，以第二、三支最常受累。疼痛呈电击样、刀割样、针刺样。疼痛骤然发生，也可由刺激扳机点而引发疼痛。每次疼痛持续数秒钟或数分钟。呈周期性发作，每一发作期可持续数周或数月。缓解期可为数天或数年，缓解期疼痛消失，无症状。但很少有自愈者。可伴有面部皮肤感觉减退、角膜反射减退、听力降低等神经系统阳性体征。患者可因痛而不洗脸、刷牙、进食，致面部、口腔卫生极差，精神抑郁、情绪消极。

三、中医脐疗及穴位敷贴法

1. 药物膏贴 1 号方

【穴位】 太阳穴。

【组成】 取地龙 5 条、全蝎 20 个、路路通 10 g、生南星 50 g、生半夏 50 g、白附子 50 g、细辛 5 g。

【制法】 共为细末，加一半面粉，用调成饼，备用。

【用法】 将制作好的药饼摊贴于太阳穴处，敷料固定，每天换药 1 次，疗程最长者 6 天，最短者 2 天。

【附记】 引自 1999 年《中医外治杂志》。

2. 药物膏贴 2 号方

【穴位】 太阳穴。

【组成】 蜈蚣 1 条，地龙 10 g，蝼蛄 10 g，五倍子 10 g，生南星 15 g，生半夏 10 g，白附子 10 g，木香 10 g。

【制法】 共为细末，备用。

【用法】 每次取适量，用醋调成饼状，敷贴于患侧太阳穴上，纱布敷料覆盖，用胶布固定，每天换药 1 次，疗程最长者 6 天，最短者 2 天。

【附记】 引自 1999 年《中医外治杂志》。

第十六节　痤　　疮

一、概述

痤疮是一种以颜面、胸、背等处发生丘疹如刺，可挤出白色碎米样样粉汁为主要临床表现的皮肤病。是毛囊、皮脂腺的慢性炎症。

二、诊断要点

好发于颜面、颈、胸背部或臀部。多发于青春发育期，皮疹易反复发生，常在饮食不节，月经前后加重。皮损期初为针肉大小的毛囊型丘疹，或为白头粉刺、黑头粉刺，可挤出白色或淡黄色脂栓，因感染而成的红色小丘疹，顶端可出现小脓包。愈后可留暂时性色素沉着或轻度凹陷性疤痕。严重者称聚合性粉刺。

三、中医脐疗及穴位敷贴法

1. 茵陈蒿汤贴脐疗法

【穴位】 神阙。

【药物】 茵陈蒿、栀子、大黄。

【制法】 将三种药物共为细末，采用4∶3∶3的比例混合调匀，制作成肚脐凹大小的药饼备用。

【用法】 敷贴前用75％酒精对肚脐消毒，以两条创可贴成十字状封贴。每天贴，7天1个疗程，治疗约4个疗程。

【附记】 引自2001年《医药卫生科技辑》。

2. 痤疮散

【组成】 广藿香200 g，黄连200 g，白芷200 g，防风200 g，大黄200 g，硫黄200 g，密陀僧200 g，冰片200 g，薄荷200 g。

【制法】 将上述用药物共为细末后备用。

【用法】 每次取25 g用蜂蜜和水以7∶3的比例调成糊状，全脸敷1小时后清水洗净，每天1次，4周为1个疗程。

【附记】 引自2014年《护士进修杂志》。

第十七节 荨 麻 疹

一、概述

荨麻疹是一种皮肤出现红色或苍白风团，时隐时现的瘙痒性、过敏性皮肤病。其特点是：皮肤上出现瘙痒性风团，发无定处，骤起骤退，退后不留痕迹。

二、诊断要点

本病可以发生于任何年龄、季节。发病突然，皮损可发生于任何部位，出现形态不一、大小不等的红色或白色风团，边界清晰，一般迅速消退，不留痕迹，以后不断成批出现，时隐时现。自灼热、瘙痒剧烈；部分患者可与怕冷、发热等症状；如侵犯消化道黏膜，可伴有恶心、呕吐、腹痛、腹泻等症状；喉头和支气管受累时可导致喉头水肿及呼吸困难，有明显气闷窒息感，甚至发生晕厥。根据病程长短，可分为急性和慢性两种。急性者发作天数至 1～2 周；慢性者反复发作迁延数月，经年不断。皮肤划痕症阳性。

三、中医脐疗及穴位敷贴法

1. 敷脐疗法

【穴位】 神阙。

【药物】 苦参、防风。

【制法】 上述药物等份分别研细末，装瓶备用。

【用法】 每次使用时各取 10 g，加入氯苯那敏片 5 粒，研细末混匀，取适量填入脐窝，以纱布固定，每天换药 1 次。

【附记】 引自 2006 年《中医研究》。

2. 杏仁散

【穴位】 神阙。

【药物】 生杏仁 10 g，炒杏仁 10 g，金银花 10 g，朱砂 3 g，冰片 2 g。

【制法】 杏仁碾如泥，其余研极细末混合备用。

【用法】 每个药丸 5 g，用纱布包敷在肚脐上，四周用胶布固定，24 小时换取，7 次为 1 个疗程，共 3 个疗程，后随访观察 3 个月。

【附记】 引自 2002 年《中医外治杂志》。

3. 穴位敷贴法

【穴位】 肺俞、脾俞、肾俞、大椎、神阙。

【药物】 白附子、桂枝、吴茱萸、五倍子、白芥子（炒）、冰片。

【制法】 上述药物以 2∶2∶2∶2∶1∶1 的重量比例磨成细粉，加入鲜姜汁混合调匀。

【用法】 将 3～5 g 调和好的药物压成直径约 1 cm 大小的药饼，用 6 cm×7 cm 一次性医用敷贴固定在相应穴位上，防止脱落，嘱患者 3～6 小时自行取下（如局部有烧灼感、出现水泡、疼痛明显者可提前揭下）。

【附记】 引自《中国实用医药》。

第十八节 压 疮

一、概述

长期卧床不起的患者，由于躯体的重压与摩擦而引起的皮肤溃烂，亦称席疮。多见于半身不遂、下肢瘫痪、久病重病卧床不起，长时间昏迷的患者，尤其是伴有消渴病者。其特点是好发于易受压和摩擦部位，如骶尾部、髋部、足跟部、脊背部。轻者经治疗护理可以痊愈，重者局部溃烂，渗流脓水，经久不愈。

二、诊断要点

创面周围伴有红、肿、热、痛局部炎症，如果还有化脓、恶臭症状者即可认定为局部感染征兆，伴发热则说明具有全身反应。多见于截瘫、慢性消耗性疾患、大面积烧伤及深度昏迷等长期卧床患者。多发于骶骨、坐骨结节等骨隆突处。在持续受压部位出现红斑、水疱、溃疡三部曲病理改变。

三、中医脐疗及穴位敷贴法

蒲芨膏。

【药物】 蒲黄 50 g，白芨 50 g，黄芪 50 g，大黄 50 g。

【制法】 上述药物共为细末，过筛，将猪脂 300 g 置于炒锅中，放火上加热液化致 60～70℃，捞去杂质，掺入麻油 200 ml 加热至 80～90℃，加入上述药物粉末搅匀，离火待凉成稀膏状备用。

【用法】 创面常规消毒后，取膏适量置于创面上，敷料覆盖，胶布固定，隔天换药 1 次。有疱者挑破后，方法同上，每天换药 1 次。有溃疡面，腐烂、分泌物不多者，先行清创，配制膏药是倍加大黄，方法同上；待腐脱后改用原量药膏，隔天换药 1 次。若溃疡面颜色灰淡或灰白，无新肉生长，且无过多分泌物者，配制膏药是加倍黄芪，方法同上，2～3 天换药 1 次。均 7 天为 1 个疗程。

【附记】 引自 1997 年《现代中西医结合杂志》。

第十九节　湿　疹

一、概述

湿疹是一种过敏性炎症性皮肤病。其特点是：具有对称分布，多形损害，剧烈瘙痒，倾向湿润，反复发作，易成慢性等。根据病程，可分为急性、亚急性、慢性三类。急性以丘疱疹为主，有渗出倾向；慢性以苔藓样变为主，易反复发作。

二、诊断要点

主要根据病史、皮疹形态及病程。一般湿疹的皮损为多形性，以红斑、丘疹、丘疱疹为主，皮疹中央明显，逐渐向周围散开，境界不清，弥漫性，有渗出倾向，慢性者则有浸润肥厚。病程不规则，呈反复发作，瘙痒剧烈。

三、中医脐疗及穴位敷贴法

【穴位】　神阙。

【药物】　首乌 10 g，胡麻 10 g，苦参 10 g，威灵仙 10 g，刺蒺藜 10 g，荆芥 10 g，牛蒡 10 g，蔓荆子 10 g，甘草 10 g，菊花 5 g。

【制法】　以上中药混合撵成粉末，过 80 目筛备用。

【用法】　敷脐时将药粉放入洁净容器用蜂蜜调匀成糊状，每天临睡前取药膏 5 g 敷脐，治疗的周期取生侧柏叶、千里光各 15 g 加水 1 000～2 000 ml 煎煮中药外洗。

【附记】　引自 2016 年《浙江中医杂志》。

第二十节　带状疱疹

一、概述

带状疱疹是一种皮肤上出现成簇水疱，呈身体单侧带状分布，痛如火燎的急性疱疹性皮肤病。其特点是：皮肤上出现红斑、水疱或丘疱疹，累累如串珠，排列成带状，沿一侧周围神经分布区出现，局部刺痛或伴臀核肿大。多数患者愈后很少复发，极少数病人可多次发病。好发春秋季节，四季皆有。好发于成人，老年人病情尤重。本病好发胸肋部，故又名缠腰火丹，亦称为火带疮、蛇丹、蜘蛛疮等。

二、诊断要点

发病初期，其皮损为带状的红色斑丘疹，继而出现粟米至黄豆大小簇集成群的水疱，累累如串珠，聚集一处或数处，排列成带状，疱群之间间隔正常皮肤，疱液初澄明，数日后疱液混浊化脓，或部分破裂，重者有出血点、血疱或坏死。轻者无皮损，仅有刺痛感，或稍潮红，无典型的水疱。皮肤刺痛轻重不等，儿童疼痛轻微，年老体弱者疼痛剧烈，常扩大到皮损范围之外。皮损好发于腰肋部、胸部或头面部，多发于身体一侧，常单侧性沿皮神经分布，一般不超过正中线。发于头面部者，尤以眼部和耳部者病情较重，疼痛剧烈，伴有附近臀核肿痛，甚至影响视力和听觉。

三、中医脐疗及穴位敷贴法

1. 五香粉

【穴位】　神阙。

【药物】　木香 200 g，降香 200 g，乳香 200 g，丁香 200 g，香附 200 g。

【制法】　上述药物共研碎成末，过 120 目筛，装瓶备用。

【用法】　应用时洗净脐部，将药粉填满脐窝，外贴伤湿止痛膏，每天 1 次。

【附记】　引自 1999 年《皮肤病与性病》。

2. 穴位敷贴

【穴位】　完骨、翳风、牵正、下关。

【药物】　白附子 10 g，川芎 10 g，生南星 10 g，僵蚕 8 g，全虫 6 g，薄荷 6 g，制马钱子 1 g，冰片 2 g。

【制法】　上药共为细末备用。

【用法】　加醋调成糊状，做成 1 cm 直径的药饼，黏附于直径 2 cm 的麝香膏上，敷贴相应穴位，敷贴 3 小时。以上治疗均每天 1 次，10 天为 1 个疗程，疗程间休息 3 天。

【附记】　引自 2007 年《中医外治杂志》。

3. 蜈蚣散

【药物】 蜈蚣 3 条，蛇蜕 10 g，冰片 5 g。

【制法】 先将蜈蚣及蛇蜕分别用文火炒存性，调成极细粉，再将研好的冰片加入混匀备用。

【用法】 用适量的香油将蜈蚣散细粉调成糊状，制成药饼（1 cm 厚度即可），湿敷患处，外用纱布固定，每天换药 1 次。

【功用】 清热解毒，散血消肿。

【附记】 引自 1996 年《中医外治杂志》。

第二十一节　冻　　疮

一、概述

冻疮是人体遭受寒邪侵袭所引起的局部性或全身性损伤。相当于西医的冻伤。临床上以暴露部位的局部性冻疮为最常见。局部性者常根据受冻部位的不同，分别称为"水浸足""水浸手""冻烂疮"等；全身性冻伤称为"冻死"，西医称为"冻僵"。

二、诊断要点

主要发生在手足、耳郭、面颊等暴露部位，多呈对称性。轻者受冻部位先有寒冷感和针刺样疼痛，皮肤呈苍白、发凉，继则出现红肿、硬结或斑块，自觉灼痛、麻木、瘙痒；重者受冻部位皮肤呈灰白、暗红或紫色，并有大小不等的水疱或肿块，疼痛剧烈，或局部感觉消失。如果出现紫血疱，势将腐烂，溃后流脓、流水，甚至形成溃疡。严重的可导致肌肉、筋骨损伤。冻疮轻症一般经 10 天左右痊愈，愈后不留瘢痕。重症患者往往需经 1～2 个月，或气温转暖时方能痊愈。

三、中医脐疗及穴位敷贴法

1. 穴位敷贴法

【穴位】 外关、大椎、肾俞、涌泉。

【药物】　苍术、白附子、桂枝、细辛各等份。

【制法】　上述药物共碾细为末，过 100 目筛，备用。

【用法】　取适量药粉用姜汁、醋汁调剂成膏状，置于 4 cm×4 cm 透气敷贴胶布内，敷于相应穴位。

每年夏天初、中、末伏的第 1 天为治疗时间，共治疗 3 次，连续贴 3 年为 1 个疗程。每次敷贴持续时间为 2～4 小时。

【附记】　引自 2010 年《中医外治杂志》。

2. 冬病夏治穴位敷贴

【穴位】　大椎、肺俞、阿是穴。

【药物】　细辛 12 g，甘遂 12 g，元胡 21 g，炙白芥子 21 g。

【制法】　上述药物共碾细为末，备用。

【用法】　将调成稠膏状的药物均匀地敷在大椎、肺俞及好发部位阿是穴等穴位后，先用白塑料布覆盖在敷药的穴位表面，再用家庭保鲜膜固定，第一次敷贴时间要稍延长，可贴 2～3 小时，患者自觉发烫，局部发红即可，有发疱者亦可，不要惊慌，发疱的患者往往效果更好，泡可不作处理，第二、三次敷贴时间稍短，可贴 1 小时左右。每年秋末冬初，天气将要转冷之前，开始打火针，每隔 10 天左右打 1 次，3 次为 1 个疗程。

【引用】　引自 2007 年《亚太传统医药》。

第二十二节　颈部淋巴结炎

一、概述

颈痈是发生在颈部两侧的急性化脓性疾病。俗名痰毒，又称时毒。其特点是多见于儿童，冬春易发，初起时局部肿胀、灼热、疼痛而皮色不变，结块边界清楚，具有明显的风温外感症状。相当于西医的颈部急性化脓性淋巴结炎。

二、诊断要点

多见于儿童，冬春季易发。发病前多有乳蛾、口疳、龋齿或头面疮疖，或附近有皮肤黏膜破伤病史。多生于颈旁两侧，也可发生于耳后、项后、颌下、颏下。初起始块形如鸡卵，皮色不变，肿胀，灼热，疼痛，活动度不大，逐渐漫肿坚实，焮热疼痛。伴有寒热，头痛，项强，舌苔薄腻，脉滑数等症状。若火毒炽盛或素体虚弱，病变可向对侧蔓延，或压迫结喉，形成锁喉痈，甚则危及生命。部分病例因大量使用抗生素或苦寒药物治疗，形成慢性迁延性炎症者，结块质地较坚硬，需 1~2 个月后才能消散，如不能控制病情也会又呈现红肿热痛而化脓。

三、中医脐疗及穴位敷贴法

五倍子粉。

【药物】 五倍子粉 100 g。

【制法】 取五倍子烘干粉碎过筛，备用。

【用法】 取适量食醋煮沸后倒入五倍子粉末混合，加入适量淀粉以增加黏稠度。取牛皮纸，将成糊状的药膏涂抹在上面，控制厚度 3 mm，涂抹面积视患者颈痈面积而定。趁热将热膏敷于患者颈痈病变部位，用纱布固定。每天早晚各 1 次。10 天为 1 个疗程。

【功用】 敛肺降火、涩肠止泻、敛血止血。

【附记】 引自 2013 年《中医临床研究》。

第二十三节　肌注硬结

一、概述

肌注硬结是指在臀部或肱三角肌注射后所致的炎性增生性反应。

二、诊断要点

局部红肿疼痛，影响上下肢活动，发热，恶寒，严重者可出现深部化脓或局部坏死。

三、中医脐疗及穴位敷贴法

消结贴。

【药物】　马铃薯 2 份，鲜姜 1 份，红花 50 g，蒲公英 50 g。

【制法】　将马铃薯、鲜姜捣成糊状，制成消结 1 号，备用。红花、蒲公英、加 75％酒精 1 000 ml 浸泡 24 小时，取过滤液，制成消结 2 号，备用。

【用法】　将消结 1 号均匀涂于纱布表面约 0.5 cm 后，外敷于患部，同时用热水袋加温（避免烫伤）。待药物干燥后，去掉消结 1 号，改用消结 2 号湿敷（用 0.5 cm 厚纱布垫浸湿后外敷并加温）。每次 1～2 次。

【附记】　引自 1982 年《中华护理杂志》。

参 考 文 献

[1] 韩建伟.《理瀹骈文》中关于中药透皮吸收的理论和认识[J].湖北中医杂志,2006,28(10)：14-15.

[2] 李忠,苏淑茵,金容完,等.中医经皮给药与中药透皮吸收研究进展[J].北京中医药大学学报,2000,23(6):70-73.

[3] 何兴伟.中药穴位敷贴疗法探析[J].江西中医药,1999,30(6):36-38.

[4] 王艳宏,王锐,管庆霞,等.中药经皮给药的研究思路[J].中华中医药学刊,2010,28(9)：1906-1908.

[5] 刘起华,文谨,王菲,等.中药穴位给药应用研究概述[J].中国中医药信息杂志,2010,17(2):104-106.

[6] 刘起华,文谨,王菲,等.中药穴位给药应用研究概述[J].中国中医药信息杂志,2010,17(2):104-106.

[7] 蔡菁菁,黄志军,袁洪.亚健康诊断、评估、防治进展[J].实用预防医学,2007,14(2)：590-593.

[8] 佘世锋,许能贵.穴位敷贴临床研究方法探讨[J].新中医,2010,42(6):104-105.